# 醫人的初心

## 醫學之父希波克拉底精華啟示箴言

第一本醫學聖典

恆久彌新的治療與健康之道

希波克拉底（Hippocrates）——著

謝汝萱——譯

古典醫學3

# 醫人的初心・醫學之父希波克拉底精華啟示箴言

第一本醫學聖典恆久彌新的治療與健康之道

The Hippocratic Corpus

作　　者　希波克拉底（Hippocrates）
譯　　者　謝汝萱
封面設計　林淑慧
特約美編　顏麟驊
主　　編　高煜婷
總 編 輯　林許文二

業務行政　鄭淑娟、陳顯中

出　　版　柿子文化事業有限公司
地　　址　11677臺北市羅斯福路五段158號2樓
業務專線　（02）89314903#15
讀者專線　（02）89314903#9
傳　　真　（02）29319207
郵撥帳號　19822651柿子文化事業有限公司
服務信箱　service@persimmonbooks.com.tw

一版一刷　2024年7月
定　　價　新臺幣399元
I S B N　978-626-7408-40-7



國家圖書館出版品預行編目（CIP）資料

醫人的初心・醫學之父希波克拉底精華啟示箴言：第一本醫學聖典恆久彌新的治療與健康之道／希波克拉底（Hippocrates）著；謝汝萱譯. -- 初版. -- 臺北市：柿子文化事業有限公司, 2024.7
面；　公分. --（古典醫學；3）
譯自：The Hippocratic corpus
ISBN 978-626-7408-40-7（平裝）
1. CST：醫學 2. CST：文集 3. CST：古希臘
410.7　　113005954

柿子官網
60秒看新世界

# 好評推薦

## 專文推薦

「希波克拉底」所代表的不只是歷史上某個人的名字，它是一種永恆精神的代名詞。歷史上所存留下來的希波克拉底文獻，其實不是他一人所寫，而是在他往後的二、三百年間由認同其精神之先知先賢，如蓋倫（Claudius Galen）等人，所匯集完成。這個文獻是醫學人文（Medical Humanities）的精華，代表了醫學倫理精神之神聖，特別是二十世紀後期，醫學開始突飛猛進到了今天強調精準醫療（Precision medicine）的時代，以及生物資料庫（Biobank）的建立以促進醫學的往前推進之際，世人更應該注重的倫理情操。

今天全世界公認醫學倫理有四原則：確勿傷害（Non-Maleficence）、利益病患（Beneficence）、病人自主（Autonomy）、公平正義（Justice）。這四個原則同等重要，但今天自主原則似乎更令人重視，希波克拉底強調的則是確勿傷害與利益病患，而今柿子文化出版《希波克拉底文集》的精華收錄，在即將進入人工智能的時代，我們更需思索希波克拉底精神的重要性，特此推薦。

——**戴正德**，中山醫大榮譽講座教授、國際醫學倫理學會理事長（二〇〇六～二〇一〇）、國際生命倫理學獎（Fritz Jahr Award）二〇一九年得主

在過去神學掛帥的時代，希波克拉底推翻了宗教跟神祕學，不但是現代醫學、更是實證醫學之父，我認為他也是最早提出腸道營養學重要性的人。「所有疾病始於腸道」，因此人會生病是由於自然的（腸道生態）平衡被破壞，也因此，他認為最好的治療方式，就是用飲食調整營養，並修復錯誤的生活方式，印證了「食物就是最好的疾病治療藥物」。此外，希波克拉底也重視個體的「共通性」跟「差異性」，所謂「異中求同，同中求異」，跟我提倡調整腸

道菌相的「4＋2R 代謝飲食法」有著共同的理念。醫者仁心，希望所有醫療人員都莫忘希波克拉底誓詞的初心。

——**王姿允**，4＋2R 代謝飲食法創始人、無齡診所院長

醫學生在踏入醫院之前，學長姐或師長授袍，醫學生們高聲宣讀希波克拉底的誓詞，那一刻讓人起雞皮疙瘩，讓人覺得非常接近真、善、美。幾乎不會有一個想踏入醫院學習、服務的人卻找得到理由拒讀希波克拉底誓詞。

有些醫師習得技藝的前後，同時也迷失自我，搞砸人生，甚至身繫囹圄。已仙逝的巴菲特左右手蒙格在洛杉磯哈佛學校畢業演講曾以「如何讓生活悲慘」為題勸誡世人，若能不時咀嚼此演講內容與希波克拉底留下的雋語，自掘墳墓將是你此生最不可能著手的一件事！

——**楊斯棓**，《要有一個人》、《人生路引》作者

對於想了解自己或接受自然醫學啟蒙的人都值得一讀的書，體會人體是大自然最精妙的設計與運作模式，以及了解能量是如何滋養或影響身體，學習透過觀察自己的好惡、生命規律，從中找到屬於自己的養生之道。

——謝無愁，《情緒食療》作者、中醫養生講師

**具名推薦**

**不點醫師**，臉書「酷勒客-Clerk 的路障生活」作者、林口長庚大腸直腸外科主治醫師

**洪惠風**，新光醫院心臟內科主治醫師

**高堯楷**，暢銷書《養氣》作者

**陳嘉新**，國立陽明交通大學科技與社會研究所教授兼所長

**蔡東翰**，七賢脊椎外科醫院副院長

## 中文版編輯序

# 「西方醫學之父」希波克拉底

希波克拉底是古希臘最負盛名的醫學家，西元前四六〇年左右生於科斯島（Cos），哲人柏拉圖（Plato）亦提過希波克拉底的名字。生活在西元前五世紀的希波克拉底，在當時便已是聞名遐邇的執業醫師，是當時許多濟世良醫中的佼佼者。到了西元二世紀，蓋倫推崇希波克拉底為醫生的典範；中世紀時，希波克拉底就被西方人尊為「醫學之父」；時至今日，希波克拉底依然是良醫的楷模，早期，許多醫師以能被稱為「希波克拉底式」的醫師為榮，後來有一些名醫也會被冠上希波克拉底之名，例如湯馬斯．西德納姆（Thomas Sydenham）就因重視臨床觀察而被譽為「英國的希波克拉底」；發明聽診器的何內・雷奈克（Rene Laennec）被譽為「法國的希波克拉底」；臨床醫學巨人威廉・歐斯勒（William Osler）則是「加拿大的希波克拉底」。

想要瞭解希波克拉底及其醫學，現今我們只能從他所留下來的著作進一步研究，但《希波克拉底文集》有著古代文獻普遍出現的問題，那就是——真偽混雜。大約在西元三世紀，古希臘托勒密王朝建立了一座圖書館暨博物館，有系統地大量蒐集全世界的智慧，自然也館藏有西元前四、五世紀留下的醫學手稿，一般認為《希波克拉底文集》就在其中。

事實上，早在托勒密一世下令蒐集整理相關文章之際，眾多學者們便已在為《希波克拉底文集》究竟是不是希波克拉底本人所寫而爭論不休，但隨著時間的流逝，人們漸漸不再對其真偽辯論，並且被認為是希波克拉底文章的總量也在不停增加，這部文集也演變成收錄許多古希臘不署名作者的醫學論述集。

正如前述，《希波克拉底文集》為古希臘醫學作品的結集，學者大多公認，文集並非希波克拉底本人結集並完成。目前現存最早的《希波克拉底文集》抄本是西元十世紀的，最早的全集本則是西元一五二五年由羅馬出版的拉丁文本。縱然《希波克拉底文集》很可能不是出自希波克拉底一人之手，但是文集當中的論述，依然能讓我們對西元前五至前四世紀的古希臘醫學有進一步的瞭解，也讓我們知道希波克拉底時代許多醫生們對其職責的負責心態、醫學倫理、醫療實務，以及對經驗和觀察的重視。

希波克拉底醫學的特色在於開始丟棄神祕學、神靈巫術傳統（雖未完全丟棄），改以自然哲學的理論和詳細的觀察去記錄和理解病患及其病情——希波克拉底及其學生可說是西方最早一批「非神職」醫療專業人員。希波克拉底醫學認為，人會生病，是因為人體受到擾動而失去自然平衡，其治療原則是藉由仔細觀察、檢查患者來預測病情發展，從旁協助、增強自然的療癒力，而最好的治療是透過飲食調理營養並修正錯誤的生活方式，且治療方式應避免阻礙、

ἐς φανερὸν ... ἐκ τῶν ... ῥηθήσεται ...

† ἱπποκρά(τους) ... πίναξ δι(δα)κτικῶν ...

... δεῖ ...

διὰ τῶν ... καὶ ... καλ... τῶν καὶ ... καὶ ... τὸ ... καὶ ... ...
καὶ ... τὰ διὰ ... ...

διὰ τῶν ... ... ἀπὸ τῶν ... τ... ... ... τ... ...
σὺν θεῷ ... ... ... ... ...
... ... ...

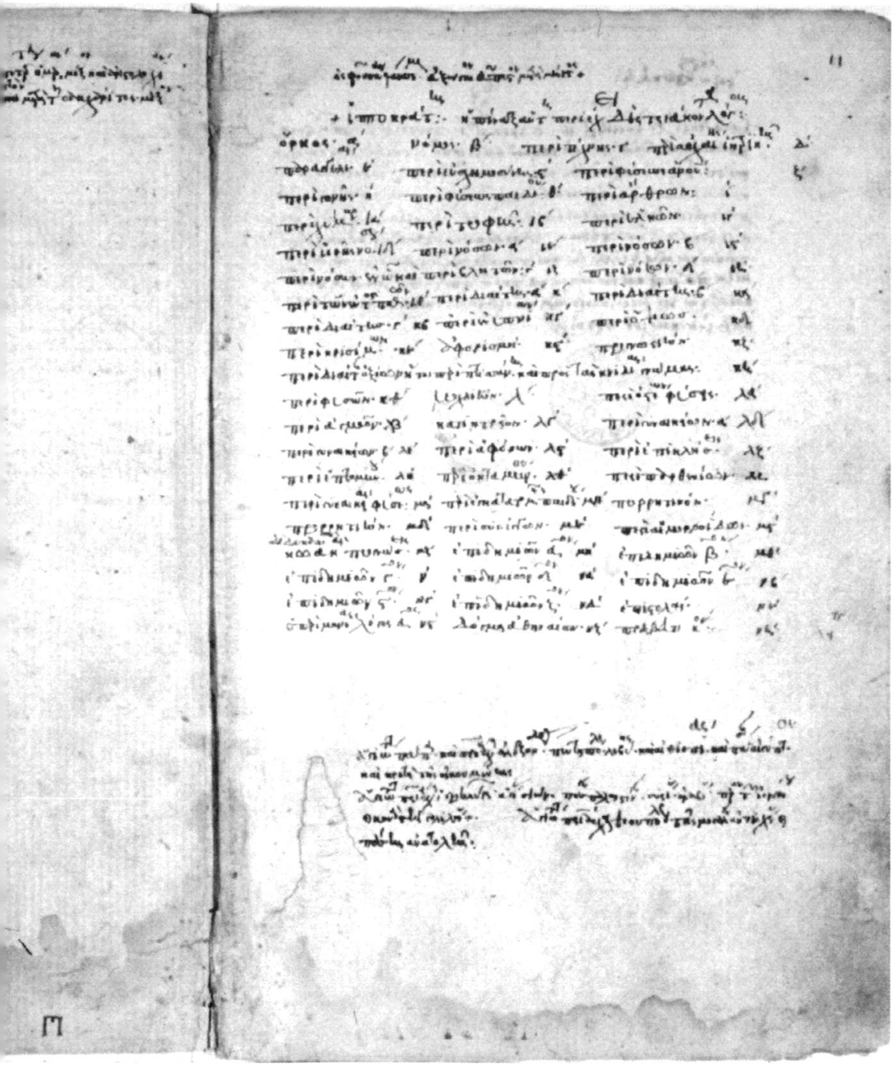

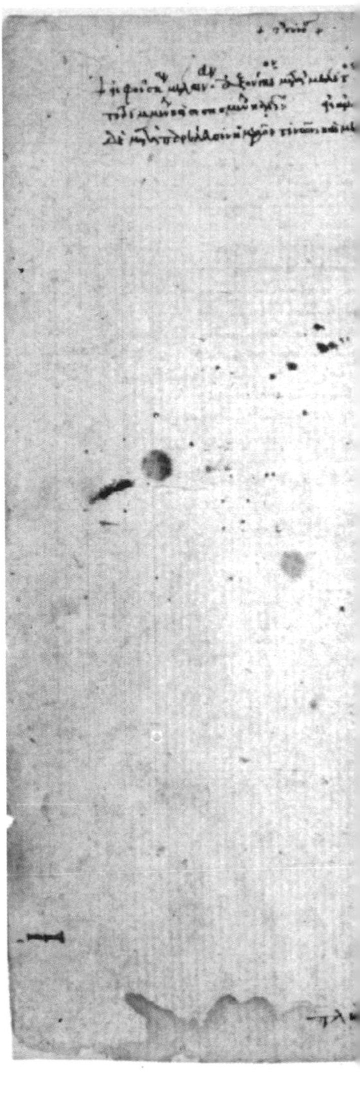

十四世紀《希波克拉底文集》手稿之目錄，馬庫斯．法比尤斯．卡爾烏斯（Marcus Fabius Calvus）親自抄寫了這份手稿，並翻譯成拉丁語，於一五二五年出版。

抵銷大自然的療癒力，亦不可傷害人；雖然希波克拉底醫學不注重特定診斷，卻重視疾病的預後和結果。以今日的術語而言，希波克拉底醫學可說是自然醫學和整體醫學的早期倡導者，強調以全觀角度重視病人之需要。

《希波克拉底文集》的內容層面很廣，有教學、訓誡，也有研究、筆記等等，內容深淺不一，有的是寫給醫療專業人員，有的是寫給門外漢。然而，有鑑於《希波克拉底文集》在醫學史上的革命性地位及其代表的醫學人文精神，加上當中重視整體的醫學觀點，對於現代醫學仍能帶來啟示，故精選文集當中能為一般大眾、醫學生、醫療從事人員帶來啟發之內容，編輯成《醫人的初心·醫學之父希波克拉底精華啟示箴言》：

**醫學專業的理想**：希波克拉底醫學所發展出的理想醫學專業，以及醫者的素養、態度和倫理，至今仍影響醫學界的運作樣貌，對於培養醫學專業人士以人為本的醫病互動品質是有益的，本書中客觀診察病人、與患者保持合乎倫理的關係，重視醫療社群和醫者之間的互動、醫學教育與傳承等內容，都值得好好省思。

**整體醫學的理念**：希波克拉底注重整體性的醫學觀點，強調身體和心靈的相互影響，面對疾病的同時，也注意病人本身的影響，這種整體的醫學理念，對現代整體健康概念仍可帶來啟示。

**對預防和自然療癒的重視**：希波克拉底的醫學觀點強調預防和自然療癒的力量，這與現代健康促進和預防醫學的理念相符。理解如何通過生活方式、食物營養、環境因素來促進自然療癒，對於健康和預防疾病有重要的指導意義。

---

**免責聲明**　本書內容編輯整理自古老的《希波克拉底文集》，出版僅做為提供資訊和啟發思考之用，無論在任何情況下，都不應用來取代專業醫師的建議，因此，你不該將本書中的教育性資料視為與專科醫師進行諮詢的替代品。

CONTENTS

而是透過呼吸、體溫、體液的催熟，
在全方位的調養及一切條件配合下，
所產生的完美調和狀態。

**不**同的疾病與年齡，
對不同季節、地區、調養的適應程度也不一。
175

**所**有過度與放縱，
皆有害身體的自然狀態。
181

**在**睡夢中，
所有身心功能都受靈魂掌控。
187

**身**為人類的他們要為生計汲汲營營，
所以才對這類疾病信口開河，
混淆視聽，
將每種病怪罪給一位特定的神明。
209

PART 6

# 求診

227

λόγου· ἅτε προσέτι τῶν· Ὡς μὲν ἡ ἁρμοσμένον· ἢν ταῦτα καταπαύσω· ἄξιον
ἐς προσξένοις ἡμετέροις καὶ τοῖς ἡμῶν συμμούλοις εἰθισμένοις εἶναι. Καὶ θεῶν
καὶ ἡρώων ἕνεκα· καὶ χαρίτων· αἱ ἀνθρώποις παρ᾿ ἀνθρώπων γίνονται· ἐχθρὸς
... τὴν τὰς ἀλλήλων ἡμᾶς· εἰς δὲ φίλα προτρέπεσθαι· εἰ γὰρ μὴ ἐν τῇ
... ἱερᾷ πόλει τούτων ἐνθεῖ στα ζόμεθα· οἱ κοινὸν ὃν οὐ ἔπτοντες· ὦν ἡμ-
ρομεν ἀκυρήσομεν:—

Ἐκ τοῦ κατὰ τὸν Ἱπποκράτην ὅρκου
καθ᾿ ὅσον οἷόν τε χριστιανὸν ὀμόσαι:—
Εὐλογητὸς ὁ θεὸς καὶ πατὴρ τοῦ κυρίου ἡμῶν
Ἰησοῦ Χριστοῦ· ὁ ὢν εὐλογητὸς εἰς τοὺς αἰ-
ῶνας ὅτι οὐ ψεύδομαι· οὐ μολύ-
νω τὴν τῆς ἰατρικῆς τέχνης μά-
θησιν· οὐδὲ δώσω τινὶ οὐδὲ
φάρμακον θανάσιμον· οὐδὲ ὑ-
φηγήσομαι ξυμβουλίην τοιήνδε·
ὁμοίως δὲ οὐδὲ γυναιξὶ δώσω
φθόριον· ἄνωθεν τε ἢ κάτωθεν· ἀλλὰ διδάξω τὴν τέχνην ταύτην, ἢν χρῄ-
ζοιεν μανθάνειν· ἄνευ φθόνου τε καὶ ξυγγραφῆς. καὶ διαιτήμασιν ὠ-
φελείης καμνόντων κατὰ δύναμιν καὶ κρίσιν ἐμήν· καὶ ἁγνῶς καὶ ὁσίως
διατηρήσω τέχνην ἐμήν· ἐς οἰκίας ὁκόσας ἂν εἰσίω· ἐσελεύσομαι ἐπ᾿ ὠ-
φελείῃ καμνόντων· ἐκτὸς ἐὼν πάσης ἀδικίης· ἑκουσίοις τε καὶ ἀκου-
σίης· φθορίης τε. καὶ τῆς ἄλ-
λης λοιμώδους· καὶ ἀφρο-
δισίων ἔργων· ἐλευθέρων
τε. καὶ δούλων· ἀνδρεί-
ων τε καὶ γυναικείων σωμάτων·
ὅσα δ᾿ ἂν ἐν θεραπείῃ ἴδω ἢ
ἀκούσω· ἢ ἄνευ θεραπείης ἐν
κατὰ βίον ἀνθρώπων· ἃ μὴ χρή ποτε ἐκ-
λαλεῖσθαι· σιγήσομαι· ἄρρητα
ἡγεύμενος εἶναι τὰ τοιαῦτα· ὅρκον μὲν
οὖν μοι. τόνδε ἐμοὶ τελέα ποιέοντι
καὶ μὴ ξυγχέοντι· ὡς ἡ θεός μοι βοηθοίη·
ὁ θεὸς καὶ βίου καὶ τέχνης· δοξαζο-
μένῳ. παρὰ πᾶσιν ἀνθρώποις
ἐς τὸν αἰεὶ χρόνον εὐορκοῦντι
μὲν μοι. εἰ δ᾿ ἐπιορκοίην
τι δέ. τἀναν-
τία τού-
του
τέ

PART

0

# 誓詞

▶ 拜占庭十字架形式的〈誓詞〉手稿。

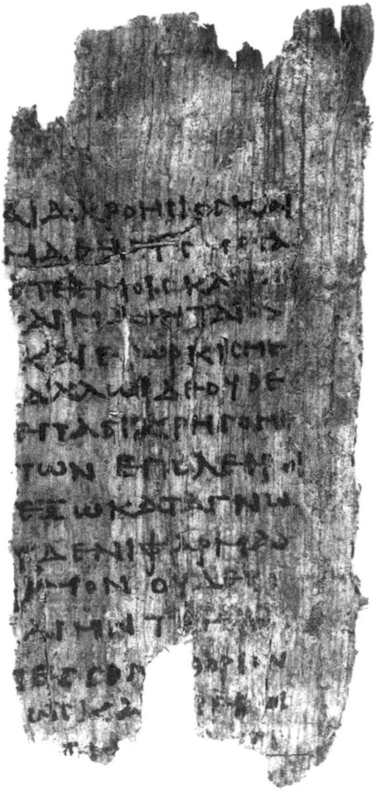

西元三世紀的〈誓詞〉片段，出自古希臘羅馬的紙莎草書卷。

吾當盡自身能力與判斷治病，
絕不存心傷人瀆職。

誓詞

謹以治療之神阿波羅、醫神阿斯克勒庇俄斯、健康女神許癸厄亞、治療女神帕那刻亞之名，天地男女諸神為鑑，吾就自身能力與判斷，履行以下誓約。

凡授我醫術者，敬如父母，同甘共苦；若有需要，當分享所得；吾師家人，視為手足，若其有心向學，則傳承醫術，不計報償條件。

凡訓誡、口授及所有其他醫學知識，盡皆傳授吾兒及吾師之子，以及立下此誓之學生，此外並不外傳。

吾當盡自身能力與判斷治病，絕不存心傷人瀆職。不依病患要求開毒害藥方，亦不提此類建議；同理，不為婦女施墮胎之術。為人與行醫皆保持純良清白。不動手術，結石病患亦不例外，當留待專責醫師操刀❶。

　　但凡走進每戶人家，皆以病患為念，遠離恣意妄為與傷天害理，尤其是男歡女愛，無論其人身自由與否。無論醫業或日常來往，對病患生活之一切所見所聞，若不應為外人道，則視若神聖，不予洩密。

　　倘遵守誓言，絕不打破，願吾之為人與醫術名聞遐邇，流芳百世；倘偏離或違反，則願得其反。

誓詞

❶ 希波克拉底〈誓詞〉俗稱〈醫師誓詞〉，是西醫傳統上行醫前的誓言，但禁墮胎、醫師禁用手術治療結石……等內容已不能完全適用於今日，故以一九四八年根據〈誓詞〉核心修改而成的〈日內瓦宣言〉取而代之，本文僅為完整而保留全文。

λόγου· ἅπερ προσεῖπον· Οἱ μὲν οὖν ἡρμοσμένοι ἐν ταῦτα καταπῶσιν ἄξιοι
ἐς προσξένοις ἡμετέροις καὶ τοῖς ἡμῶν συμβούλοις εἰθισμένοις εἶναι. Καὶ θεῶν
καὶ ἡρώων ἕνεκα καὶ χαρίτων ἀνθρώποις παρ' ἀνθρώπων γίνονται· ἐχθρὰς
δὲ ... τὰς ἀλλήλων ἡμᾶς· εἰς δὲ φιλίαν προτρέπεσθαι· εἰ γὰρ μὴ ἐν τῇ
... ἱερᾷ πόλει τοῦτον ὄντως τάζομεθα· οἱ κοινὸν ... ἔθοντες· ὧν ἡμε-
ρομένην ἀκυρήσομεν :-

Ἐκ τοῦ κατὰ τὸν Ἱπποκράτην ὅρκου
καθ' ὅσον οἷόν τε χριστιανὸν ὀμόσαι·
Εὐλογητὸς ὁ θεὸς καὶ πατὴρ τοῦ κυρίου ἡμῶν
Ἰησοῦ Χριστοῦ· ὁ ὢν εὐλογητὸς εἰς τοὺς αἰ-
ῶνας ὅτι οὐ ψεύδομαι· οὐ μολύ-
νω τὴν τῆς ἰατρικῆς τέχνης μά-
θησιν· οὐ δώσω τινὶ αἰτηθεὶς
φάρμακον θανάσιμον· οὐδὲ ὑ-
φηγήσομαι ξυμβουλίην τοιήνδε·
ὁμοίως δὲ οὐδὲ γυναιξὶ δώσω
φθόριον· ἄνωθέν τε ἢ κάτωθεν· ἀλλὰ διδάξω τὴν τέχνην ταύτην ἢν χρῄ-
ζωσι ταύτην μανθάνειν· ἄνευ φθόνου τε καὶ ξυγγραφῆς· καὶ διαιτήμασιν· ἐπ' ὠ-
φελείῃ καμνόντων κατὰ δύναμιν καὶ κρίσιν ἐμήν· καὶ ἁγνῶς καὶ ὁσίως
διατηρήσω τέχνην ἐμήν· ἐς οἰκίας ὁκόσας ἂν εἰσίω· ἐσελεύσομαι ἐπ' ὠ-
φελείῃ καμνόντων· ἐκτὸς ἐὼν πάσης ἀδικίης· ἑκουσίοιό τε καὶ ἀκου-
σίης· φθορίης τε· καὶ τῆς ἄλ-
λης λοιμώσεως· καὶ ἀφρο-
δισίων ἔργων· ἐλευθέρων
τε καὶ δούλων· ἀνδρί-
ων τε καὶ γυναικείων σωμάτων·
ὅσα δ' ἂν ἐν θεραπείῃ ἴδω ἢ
ἀκούσω· ἢ ἄνευ θεραπείης ἐν
κατὰ βίον ἀνθρώπων· ἃ μὴ χρὴ ἐκ-
λαλεῖσθαι· σιγήσομαι· ἄρρητα
ἡγεύμενος εἶναι τὰ τοιαῦτα· ὅρκον μὲν
οὖν μοι τόνδε ἐπιτελέα ποιέοντι
καὶ μὴ ξυγχέοντι· ὁ βοηθός μοι γίνοιτο
ὁ θεὸς καὶ βίου καὶ τέχνης· δοξαζό-
μενος παρὰ πᾶσιν ἀνθρώποις
ἐς τὸν αἰεὶ χρόνον εὐορκοῦντι·
μὴ γένοιτό μοι· ἀλλὰ ἐπιορκοῦν-
τι δέ· τἀναν-
τία τούτου

τέ-
λος

# Part I

# 醫道

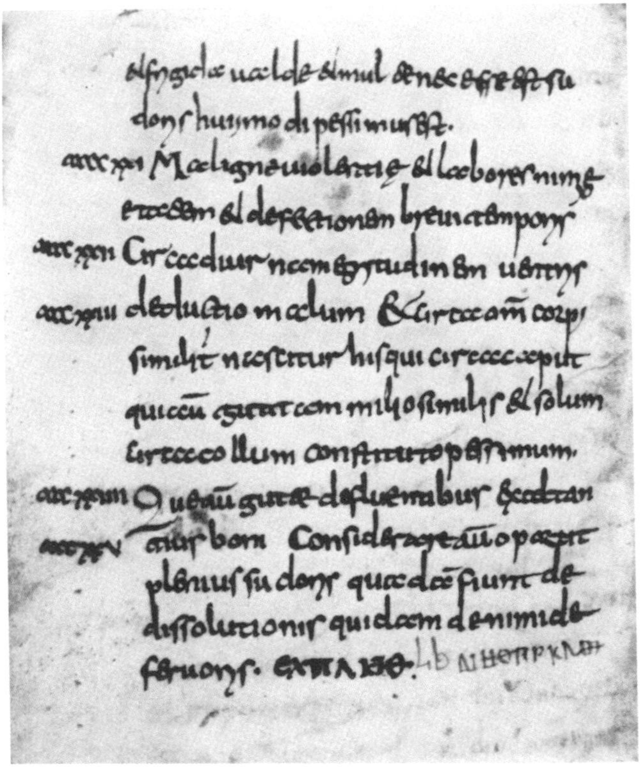

〈箴言〉的結尾，出自八、九世紀的手抄本。

雖然人們通常不這麼認為，
但上天才是真正的醫師。

廣義而言，醫學的用意是去除病患的苦難，減輕疑難雜症的力道，並在明白疾病已無藥可醫時，減少對病入膏肓者的治療。

醫學藝術3

事實上，醫學將上天的知識帶入人心——

因為在眾多疾病中，尤其是在變故中，醫學多半能獲得眾神的青睞，由眾神主導著醫師的回春妙手。

在醫學中，凡事合理合度，才能達到最大療效。

其實醫師雖然有看不完的病，但會自動痊癒的病也不少，顯見大自然擁有現今醫學的能耐。

雖然人們通常不這麼認為，但上天才是真正的醫師。疾病的現象就展現出這條真理，遍及整個醫學領域——

每種疾病的外觀與性質各異，有時可藉由手術治癒，有時則要透過治療或調養而舒緩。

體統6

行醫時不能全被似是而非的理論牽著走，
而應結合經驗與理性。

但凡有時間，便有機會，但機會中可揮霍的時間不多。

痊癒是時間的問題，但有時也是機會的問題。

不過，即使明白這層道理，行醫時不能全被似是而非的理論牽著走，而應結合經驗與理性。因為理論是感知的混合記憶。

「感知」，是先對事物產生體驗，再傳達給理性，所以它有清楚的圖像。反覆接受這類體驗的理性，則會留意場合、時間與方式，將這些記憶貯存記錄下來。

如果理論是建立在事件上，並依現象推演出結論，那我認可這樣的理論。

因為以清楚的事實為基礎，便有了理性的依據，理性再從其他來源接收對該理論的每個印象。

因此，我們必須想成，林林總總的事物會刺激我們的生理本性，使其有所感知；而如前述——

理性則是從生理本性獲得種種印象，之後引導我們走向真理。

但如果不是從清楚的印象出發，而是從似是而非的空中樓閣出發，那往往會造成不幸與麻煩——

所有這麼做的人都會走進死巷。

醫師醫術不佳還獲得了應得的報酬，或許不至於造成太大傷害，但他們無辜的病患卻因此吃了苦頭，因為若非醫師的經驗不足，他們的病痛本不至於如此猖獗。

規誡1

只要能促進療效，
就要立刻請教外人，不要猶豫。

空口無憑的結論，是無法開花結果的，只有根據有憑有據的事實所做的結論才能長久。因為口頭上再多的天花亂墜都有欺瞞之嫌，不可盡信，如果我們要養成所謂「醫學藝術」那種萬無一失的效力，就必須在綜合歸納時緊抓住事實不放，才能大大造福病患與醫學從業者。只要能促進療效，就要立刻請教外人，不要猶豫。

我認為，醫學藝術是觀察各種特殊情況之後，將一些最終結論融會貫通而成。因此，你必須尋求協助，並靜靜留意各事件的一般性。端著專業架子百般辯解，只會招致失敗。

不論是小病還是沉痾，或多或少都要醫療協助。

醫師治病，儘管有時會陷入泥沼，因為經驗不足而無所適從，但督促病患請其他醫師來會診，請教關於此病的真相並獲得更多協助，這並不失禮。

久病不癒成惡性宿疾時，當下的困惑多半會讓判斷愈走愈偏，這時醫師就必須勇敢一些。我從不認為醫學到這地步已束手無策。

會診的醫師們千萬不能起爭執或彼此嘲笑。

我堅決主張，醫師絕不應爭功相忌，那是軟弱的表現——那些輕率行動的人，通常都帶有私利考量。

但是，請其他醫師來會診的觀念並無不妥，因為即使萬事皆備，也可能欠了東風。

## 規誡 8

只有實際治療才會有效，
單是強力斷言是無用的。

及早判定如何治療病患是有益的——因為只有實際治療才會有效，單是強力斷言是無用的——但也很複雜，因為所有疾病都會經過千迴百折的變化才穩定下來，成為某種狀態。

規誡3

請事先把一切安排妥當，
知道要怎麼做後再進病房。
因為許多病患需要的不是道理，
是實際的幫助，
因此你必須憑經驗眼觀問題出在哪裡。

人生苦短，醫學長青。機會易逝，世事難料，判定不易。

醫師必須萬事齊備，不僅要恪守職責，也要確保病患、隨侍者及外界條件合作。

箴言1：1

要牢牢記住器具的使用方法，並指出重要症狀等等。

規誡11

在觸診、抹油、洗淨時，你必須節制有度，應確保手的動作合宜；使用軟布、加壓、上繃帶、通氣、通腸、治療傷口與眼疾，以及進行各種相關的治療時，也要事先把器具、設備、刀械等準備齊全。缺少這些準備工夫意味著無助與傷害。

到外地時，看看能否帶上另一套較精簡的設備，以備第二位醫師使用。整整齊齊地準備好一套方便使用的完整器具，屆時才不會手忙腳亂。

要記牢各種藥物名稱及藥性，單方及複方藥品皆然，畢竟要治病還是要靠腦袋；要記得各種療方的用法，在哪幾種場合中要使用多少藥品數量與種類。

這便是醫學的起點、過程與終點。

體統9

你必須事先依用途將各種藥膏分門別類，並且應該依處方準備好各種藥的有效劑量。

你也必須事先從合適的當地藥房準備好不同種類與尺寸、製作良好的通便劑，有些可以長期保存，有些則必須當場使用。其他藥劑也比照辦理。

體統10

準備周全後再進入病患的房間，才不會手足無措。

請事先把一切安排妥當，知道要怎麼做後再進病房。

因為許多病患需要的不是道理，而是實際的幫助，因此你必須憑經驗眼觀問題出在哪裡。能做到這點，將有助你聲名遠播，而學會這點並不難。

體統11

進入病房後，要留意自己的坐姿、態度、服裝儀容，談吐要果斷簡潔，從容自若，要注意病床邊的禮儀與態度，多表現體貼，病患抗議時要予以回應，要平靜自持地面對各種問題，謝絕外人打擾，隨時為所當為。

除此之外，還要留意事前的準備工夫，否則後續治療時，任何指示都將不能出半點差錯。

治療時不必讓病患知道大多數的事，
反而要和顏悅色、冷靜沉著地給病患必要的醫囑。

請冷靜迅速地依必要的考量行動，治療時不必讓病患知道大多數的事，反而要和顏悅色、冷靜沉著地給病患必要的醫囑，讓他不去注意你的治療。

有時要痛罵他一頓，有時則要以牽掛與關注來安撫他，但不要透露任何他目前或未來的病情，因為許多病患會因此態度丕變，使病情急轉直下。

體統16

要時時回訪病患。

手術1

檢查時，尋找看似正常或不正常的地方，從最顯著、最容易辨認的徵象看起，可用各種方式檢查：觀察、觸摸，聆聽，善用眼耳鼻舌身意等感官，形成醫學知識的來源。

身體因生病而疼痛，但多數時候病患本人卻沒有知覺，表示他心智紊亂。

箴言2：6

在每種疾病中，病患神智清醒，能享用食物，就是好徵兆；反之，則是壞徵兆。

箴言2：33

兩種病痛同時發生、但不在同一個地方時，較痛的部位會使較不痛的部位變得不明顯。

箴言2：46

身體如果是逐日憔悴，應使其緩慢復元；但如果是迅速崩壞，則應使其迅速復元。

箴言2：7

一般而言，如果病情沒有改善，所有一開始食慾很好的病患，最後便會失去食慾。

一開始食慾很差的病患，反而食慾通常會愈來愈好，病情也隨之好轉。

箴言2：32

需要迅速強身時，液體療方最能恢復體力；若要療效更快發揮，則施以氣味療方；若要療效較慢發揮，則給予固體營養。

營養50

如果病患在復元期間攝取營養但不見起色，這表示身體接收不了那麼多營養；如果是無法補充營養而變得虛弱，那表示他需要通便。

箴言2：8

營養多到身體吸收不了時，反而會生病，治療時看得出這點。

箴言2：17

病情惡化時要減少飲食，因為此時進食有害；疾病會定期發作的話，也要在這期間減少飲食。

箴言 1：11

禁食期間不應太過勞累。

箴言2：16

身體沒有保持乾淨的話，補充愈多營養，只會愈有害。

箴言2：10

應排出物質時，就要順其排泄的方向，透過適當的管道進行。

箴言1：21

需要淨化的身體，就要先使其流暢（註：可能指易於排出不良物質）。

箴言2：9

不以量來判斷排泄物，而應判斷其是否正常，以及病患排便是否容易。只要病患的體力還夠，必須通便時，可通便到病患暈厥為止。

箴言1：23

發病期間或剛發病過後，不要打擾病患，也不應嘗試新療法——不論是通便還是其他刺激。

請讓病患安靜一陣子。

箴言1：20

生病時若變得不易入睡，會帶來致命的影響；但若睡眠有益病情，那疾病就尚不致命。

箴言2：1

疾病與病患的體質、習慣、年齡、季節較有關聯時，危險性較小。

箴言2：34

老年人通常較年輕人少病痛，但老年人的病痛變成慢性病時，通常會持續到死亡。

箴言2：39

體統15

別忘了要考慮病床的問題。

疾病發作的季節與類型會影響病床的考量。有些病床要擺在有風的地方，有些病床則要擺在室內或地下室。噪音與氣味也要考量，有酒味尤其不好，必須遠離或更換位置。

要時時回訪病患；檢查時要尤其謹慎地解讀先前被你誤解的病情變化，以使自己更了解這個病例，而能更放心。

不穩定正是體液的特徵，體液很容易因為自然環境與場合不同而改變。無法察覺不同季節需要不同協助，會讓病情加劇，無可轉圜的話，病患可能會就此送命。

各種因素的縱橫交錯容易造成棘手的病情，單一現象接踵而至反而不難應對，也很容易學到經驗。

要留意病患本人犯的錯，他們通常不會老實承認自己有沒有用藥。如果沒喝下難喝的藥水、通便劑等，有時他們會死亡。但他們從不坦承自己的錯誤，到頭來卻讓醫師背了黑鍋。

體統14

留一名學生下來照料一切，任勞任怨地執行醫囑，掌控療程。

要將此責任託付給已略窺醫學堂奧的學生，他才可在必要時有所收放，安全地治療病患。他留在那裡也才能預防醫師下次來訪前發生什麼不測。千萬不要讓門外漢來負這個責任，否則一旦出錯，就會怪罪到你頭上。

切記不要留下任何疑慮，以確保你的療法有效，不會有人歸咎於你，而能讓這條功勞成為你的驕傲。因此，請事先詳盡說明療法要如何進行，以使相關人士清楚各項細節。

調養的限制很多時，
絕不能一直壓抑病人長久以來的渴望。

限制重重的養生法很危險，對慢性病永遠如此，對急性病則無此必要。

再說一遍，調養身體加諸太多限制是有危險的，極端的暴飲暴食，同樣十分危險。

箴言1：4

調養的限制很多時，絕不能一直壓抑病人長久以來的渴望。

治療慢性病時，放縱一下也有助於讓人重新振作起來，只要對不知節制的病患施以必要的注意即可。

不但要阻止恐懼擴大，也要預防樂極生悲，還要防範氣候驟變。

規誡14

在限制重重的養生法中，病患一犯錯，就要吃很多苦頭，因為由此產生的後果會比稍微寬鬆的養生法更嚴重。

因為如此，即使人很健康，採用規矩很多的養生法仍很危險，因為一旦出錯就更麻煩。從這點來看，嚴格的養生法通常較稍微寬鬆的養生法更不安全。

箴言1：5

對付危急的病情，就要萬分嚴格地執行療法，才最有效。

箴言1：6

要考慮病人的情況，好好辨別他在疾病發展至最嚴重時能否承受得住治療方案：是患者的體力先耗盡而受不了治療，還是疾病先緩解而減輕病情的嚴重程度。

箴言1：9

減肥不能走極端，
這麼做很危險！

運動員要保持體態完美並不容易，因為他無法保持靜止不變，又不可能更上層樓，於是唯一可能的變化就是走下坡。基於此原因，盡快減少那種壯碩是好事，這樣身體才能重新長肉。

但減肥不能走極端，這麼做很危險，應視病患的體質調整。同理，過度通便也很危險，太強力地重練肌肉，同樣可能帶來危險。

箴言1：3

請練習用單手及雙手來進行所有手術，
目的是使左右手達到同樣的——
能耐、優雅、速度、流暢、俐落與機敏。

手術須注意的事項：病患、手術醫師、助手、器具、燈光的位置及照明方式；當下可使用的器具數量有多少、何時可使用；病患本人與器械在哪裡；時間、方式、地點等，均須考量。

手術2

操刀醫師不論是坐還是站著，都要方便靠近手術部位及光源。

光源分成兩種，自然光與人造光，人力無法控制自然光，但卻可以掌控人造光。

使用光源的方式也分為兩種：直射和斜射。斜射光很少使用，需要多少光源自不待說明。至於直射光，應該把患部轉到有效光源最亮的那一側，除非這些部位不能暴露，或是看起來不雅觀——若是如此，則要讓患部面對光源，操刀醫師面向患部，但是不要遮住光，才能夠讓他清楚看見該部位，又不使其暴露在外。

至於操刀醫師本人，如果他是坐著，從腳到膝蓋應打直，兩膝間稍留一點空隙。膝部要較鼠蹊部略高，稍微打開，才能讓手肘撐在膝上。衣服要乾淨平整，不要有皺摺，兩袖袖長相等，兩肘與肩部平衡。

手術部位要距醫師多遠或多近、在上方或下方、在左右側還是中央等等，都有一定規範。遠近的規範是，醫師的手肘向前不超出膝蓋，向後不超出脊椎；上下的規範是，醫師的雙手不高於也不低於胸部，胸部接近膝蓋時，前臂與上臂仍保持垂直。

上述各點是就醫師位在中央而言，要偏左或偏右時，操刀醫師應適當挪動患者的身體或患部，但他本人不離開座位。

如果操刀醫師是站著，那雙腳要平穩站好後再檢查，手術時則將重心放在一隻腳上（和操刀那隻手不同邊的腳）。膝蓋要和坐著時鼠蹊部的高度一樣。其他限制同上。

病患可以協助醫師❹，以最自在適當的姿勢，用未動刀的那一側站、坐或躺著。注意不要滑落、縮回、鬆脫、懸浮，要使患部的位置與外觀在手術期間及術後保持良好。

## 手術 3

❹ 在古希臘，手術進行過程中，病人通常還是清醒的。

指甲不要長過指尖，也不要短過指尖。要多練習運用指尖，尤其要讓食指與大拇指相對，整個手掌則朝下且左右手相對。手指的形狀要好：手指間隔要大，大拇指與食指相對，有些人或者由於生來如此，或者由於營養的關係，會習慣性地將拇指藏在其他手指下，這顯然是有害的毛病。

## 手術4

請練習用單手及雙手來進行所有手術——因為兩者是一樣的——目的是使左右手達到同樣的能耐、優雅、速度、流暢、俐落與機敏。

手術5

關於使用各種器具的時機與方式：器具不可擺在有礙手術的地方，也不可擺在要使用時拿取不便的地方，而應放在操刀醫師手邊，如果有助手可以遞器具，應請他在手術開始前就定位，並照你的吩咐行事。

λόγου· ἀπεπροσείπομεν· Ὡς μελλει ἡρμοσμένῳ· ἐν ταύτῃ κατασπουδάσω· ἀξίω
ἐς προσξένοις ἡμετέροις καὶ τοῖς ἡμῶν συμμούλοις εἰθισμένοις εἶναι. Καὶ θεῶν
καὶ ἡρώων ἕνεκα· καὶ χαρίτων· αἱ ἀνθρώποις παρ' ἀνθρώπων γίνονται· χάριν
λέγειν τὰς ἀλλήλων ἡμᾶς· εἰς δὲ φιλανθρωπεῖν προτρέπεσθαι· εἰ γὰρ μὲν τῇ
ἡμετέρᾳ πόλει τούτων βουλῇ τὰ ζόμεθα· οἱ κοινοὶ δὲ ποῦ ἐνθόντες· ὀνειμη-
ρόμενον ἀκυρήσομεν :-

Ἐκ τοῦ κατὰ τὸν Ἱπποκράτην ὅρκου,
καθὸ ὡς ἐνὸν Χριστιανῷ ὀμόσαι :-
Εὐλογητὸς ὁ θεὸς καὶ πατὴρ τοῦ κυρίου ἡμῶν
Ἰησοῦ Χριστοῦ ὁ ὢν εὐλογητὸς εἰς τοὺς αἰ-
ῶνας ὅτι οὐ ψεύδομαι· οὐ μολύ-
νω τὴν τῆς ἰατρικῆς τέχνης μά-
θησιν· οὐδὲ δώσω τινὶ αἰτηθεὶς
φάρμακον θανάσιμον· οὐδὲ ὑ-
φηγήσομαι ξυμβουλίην τοιήνδε·
ὁμοίως δὲ οὐδὲ γυναιξὶ δώσω
φθόριον· ἄνωθέν τε ἢ κάτωθεν· ἀλλὰ διδάξω τὴν τέχνην ταύτην ἣν χρή-
ζοιεν μανθάνειν· ἄνευ φθόνου τε καὶ ξυγγραφῆς· καὶ διαιτήμασιν ἐπ'-
ωφελείῃ καμνόντων κατὰ δύναμιν καὶ κρίσιν ἐμήν· Καὶ ἁγνῶς καὶ ὁσίως
διατηρήσω τὴν τέχνην ἐμήν· ἐς οἰκίας ὁκόσας ἂν εἰσίω· ἐσελεύσομαι ἐπ'-
ωφελείῃ καμνόντων· ἐκτὸς ἐὼν πάσης ἀδικίης· ἑκουσίοις τε καὶ ἀκου-
σίης· φθορίης τε· καὶ τῆς ἄλ-
λης λοιμώδους· Καὶ ἀφρο-
δισίων ἔργων· ἐλευθέρων
τε· καὶ δούλων· ἀνδρεί-
ων τε καὶ γυναικείων σωμάτων·
ὅσα δ' ἂν ἐν θεραπείῃ ἴδω ἢ
ἀκούσω· ἢ ἄνευ θεραπείης ἐν
καταβίων ἀνθρώπων· ἃ μὴ χρὴ ἐκ-
λαλεῖσθαι· σιγήσομαι· ἄρρητα
ἡγούμενος εἶναι τὰ τοιαῦτα· ὅρκον μὲν
οὖν μοι· τόνδε ἐπιτελέα ποιέοντι
καὶ μὴ ξυγχέοντι· ὡς ἡ θεός μοι γένοιτο β-
οηθὸς καὶ βίου καὶ τέχνης· δοξαζό-
μενος· παρὰ πᾶσιν ἀνθρώποις
ἐς τὸν αἰεὶ χρόνον εὐορκοῦντι
μὲν μοι· ἀλλ' ἐπιορκοῦν-
τι δέ· τἀναν-
τία τού-
τε
λος

# Part 2

# 倫理

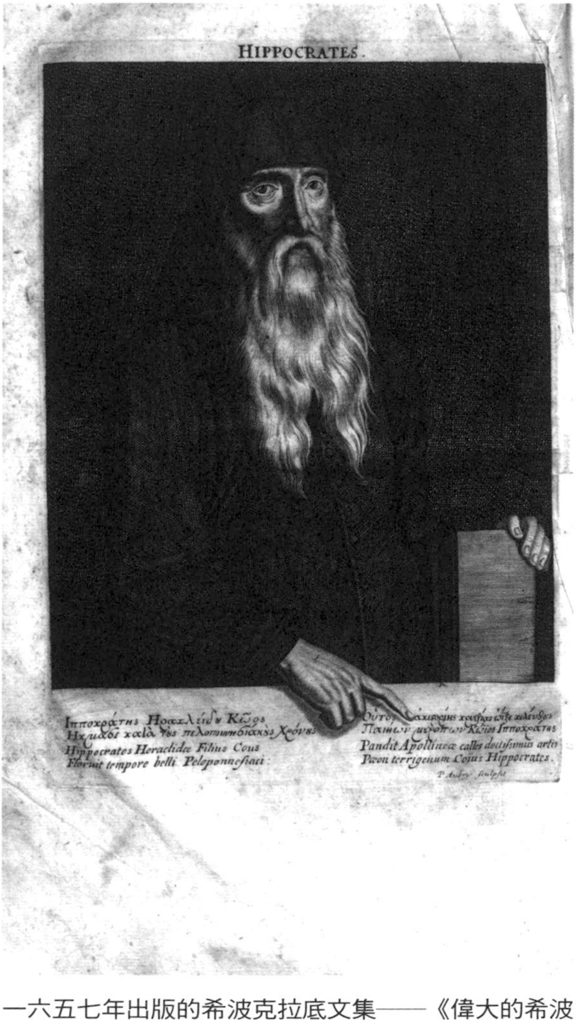
HIPPOCRATES.
Hippocrates Heraclidæ Filius Cous
Floruit tempore belli Peloponnesiaci:
Pandit Apollineæ calles doctissimus artis
Pæon terrigenum Coius Hippocrates.

一六五七年出版的希波克拉底文集——《偉大的希波克拉底，最傑出的醫生和他的全部著作》。

醫師絕不能急著談醫療費。
我認為操心費用不利於患者的病情，
尤其是急症患者。

倫理

如果你一開口就先討論費用，那可能會令病患覺得，如果費用談不攏，你就會打退堂鼓，不然就是忽視他，不給任何當下的治療。因此，醫師絕不能急著談醫療費。

我認為操心費用不利於患者的病情，尤其是急症患者。

疾病來勢洶洶，對不唯利是圖又愛惜羽毛的良醫來說，機會稍縱即逝。因此，與其向命在旦夕的病患討錢，不如把人救回來後再拿這點去煩他。

有些病患會因為先入為主的觀念而提出不尋常的可疑要求，這時候確實必須忽視，但態度應避免疾言厲色。由於他們的病情變化多端，你必須拿出道理反駁他們。

以上天之名，哪一位潛心醫學的醫師會如此冷血無情，遇到疾病不先做初步檢查、不採用任何有效的治療、忽略治癒病患就是一大報償呢？這樣連求知若渴也算不上。

規誡5

敦促醫師們不要太鐵石心腸，要仔細衡量病患的資產或財力。回想上次收到的善款或眼前的成就感，有時可無償治病。如果有機會為手頭拮据的陌生人服務，請給予這方面的全力協助。因為只要人與人之間有愛，就表示著對醫學的愛。

對有些病患來說，雖然他們意識到自己的病況堪憂，仍會受醫師的一片善心感動而康復。

要好好督促病患康復，讓健康的人繼續保持健康，也要照顧自己，凡事以合度為要。

不吝於勸病患，
別為了急切渴望早日康復而擔心焦慮。

如果醫師妙手回春之餘，也不吝於勸病患，別為了急切渴望早日康復而擔心焦慮，那便強力證實了醫學的價值。

因為醫師會採取最有益健康的必要措施，所以只要照按部就班地治療，病情就不會出亂子。如果放任病患不管，他終究會沉淪於苦海，最後放棄掙扎而喪命，但如果醫師能充分掌握病況，展現出醫學的新發現，保持生理本色而非試著改變它，那他就能掃除病患當下的沮喪或不信任。

## 規誡 9

不矯揉做作，不過度講究。

倫理

醫師要有醫師的威嚴，就應保持健康的外表，維持自然的豐潤形象，如果身體狀況不是絕佳，一般大眾會認為他也照料不好病患。

其次，他必須保持個人整潔，衣著體面，塗抹不引人反感的芬芳油膏，才能令病患喜歡。

〈醫師1〉

千萬不可為了招攬病患上門而打扮得太時髦或噴名貴香水，因為過度打扮反而不利你的名聲，稍微打扮則能讓人們認為你的品味很好——這就像某部位的疼痛還不礙事，但全身發痛就事態嚴重了。

話說回來，想取悅他人也無可厚非，這多少符合著醫師的身分。

## 規誡10

至於正派的學者，我們應做如是想：不矯揉做作，不過度講究。只要穿著簡單，合宜得體即可，不要打扮過頭，凡事以良好聲譽為念，多反躬自省，腳踏實地。

還有幾點要注意：嚴肅樸實，談話犀利，回應敏銳，外柔內剛，並與聲氣相投、才思敏捷、親切友善的人為伍，耐心友善地面對所有人，面對干擾保持沉默，面對沉默則要隨時準備論理並包容，做好迎向機會的準備，懂得自制忍耐、伺機而動，說話實事求是，談吐優雅，溫文有禮，這些特質將鞏固你的聲望，真相在哪裡，就面向哪裡。

只說絕對必要的事。

倫理

行事審慎的醫師，還會注意某些道德考量——

他不僅口風要緊，生活也要保持正常規律，才能大力促進其美名。

他必須有紳士的人品，對事嚴肅，對人親切。言語再就事論事，也不可魯莽又咄咄逼人，那只會招人討厭。

讓醫師來斟酌必要性治療吧，只要同一個問題反覆出現的次數變少，病患就會心滿意足了。

就外表而言，請保持嚴肅但不嚴厲，因為嚴厲會給人妄自尊大、不和善的印象，大笑不止和嘻嘻哈哈則會讓人覺得粗俗，尤應避免。

面對任何社交關係，他都應秉持公正，因為公正才能造福群眾。

醫師與病患之間的關係其實相當親密，因為病患是將自身性命交到醫師的手上。

醫師也可能在任何場合接觸到婦女、少女與珍貴資產，對於這一切，他也要有自制能力。醫師的身體與靈魂皆應貞潔端正。

醫師 1

醫師必須有某種程度的機智伶俐，因為不論是對健康的人還是生病的人來說，不苟言笑令人不快。

同時，他也要嚴以律己，既不暴露私事，也不對外人說三道四，而只說絕對必要的事。因為他明白，閒言閒語容易惹得他人批評他的治療。

他不應對任何事大驚小怪，或有疑似炫學的舉動。就讓一切在心裡沉澱，見機行事，以免總是在需要時有所匱缺。

假如圍觀的群眾多到讓你想開講，我並不鼓勵你大放厥詞。就算真要這麼做，至少也要避免引用詩詞，以免顯示你對醫學的鑽研不夠。

規誡12

我反對行醫時表現出與醫學無關的事。大費周章就為了表現談吐的優雅魅力，只會讓你博得光說不練之名，你的努力將終歸白忙一場。

討論醫療的事情時，必須討論一般人熟悉的事……如果你討論的事無法被一般人理解……你將會錯過真實。

醫師9

空有理論而不付諸行動，
顯示此人教養與醫術不足。

透過教與學來認識理論是好事，因為行醫時的一切作為，都是理論落實的結果。

但當你說得頭頭是道，卻什麼也沒做，那就是空口說白話了。

空有理論而不付諸行動，顯示此人教養與醫術不足。尤其在醫學中，這只會使空談者自取其咎，自毀前程。

事實上，如果他們僅靠學來的理論說服自己相信他們明白了醫學，那就證明了他們是火鍊真金下的渣滓。不過，這個預測多少冷酷了些。

當理論與行動互不偏廢，相輔相成，就能立即化為真知。

在某些情況下，時間會讓醫術走上正途，或為有機會走上類似道路的人清楚顯示出習醫之道。

體統4

我們必須先腳踏實地充實自己，再走遍各城市行醫，才能不僅從學業、也從實踐中落實醫師的名聲。

另一方面，經驗不足始終是一種受詛咒的寶藏與存貨；屈乏經驗的人不知何謂自信與喜悅，反而小心呵護著懦弱與輕率。懦弱表示無力，輕率表示醫術不精。重點在於科學與俗見的區別，前者產生真知，後者滋生無知。

法則 4

還有一個狀況最好也要避免，那就是犯下半路出家者的錯誤。

這類人的狀況無法立刻帶來成就，事情一離開眼前，他便記得丟三落四，於是效率不彰，惹人非議。

他的舉止也剛愎粗暴，不顧何謂得體。

至於那些上天為證、振振有詞的定義、專業、誓言，都是借自主治醫師，但他滔滔不絕地朗讀與指導，卻讓門外漢聽得稀里糊塗，陶醉於他的華麗詞藻當中，明明沒病卻蜂擁上門。

每當我主治一個病例，對請這類人來會診總感覺沒信心——

因為要他們理解適當的學問是緣木求魚。

由於他們開竅晚，我鼓勵他們要勤能補拙，先多累積經驗，日後再來認識各種觀點。

畢竟誰會雄心勃勃地理解各種紛歧觀點的末微差異，卻不學著如何冷靜實際地運用技巧？

遇到這類人，我建議他們的話聽聽就好，但不要照著他說的做。

規誡13

不談沒有實用目的的空洞學問。

倫　理

有些人會傳授他人許多方面的實用知識、也就是有用於實際人生的學問，並不是沒有道理的。

大多數的學問看起來確實很多餘，也就是說，對改善現狀沒有幫助。有些學問造成的無所事事，如果還不至於化為惡行，那或許還可以容忍。但時日一久，無所事事與游手好閒便容易演變成為非作歹。這時就要提高警覺，運用知性來促進人生的美好了。

我不談沒有實用目的的空洞學問。即使是為了其他目的形成，但鼓勵著體統與自愛的學問，才是更可貴的。

體統 1

在學問、醫學，以及一般方面，
醫師都要謹守分際，扮演好自身的角色。

倫理

事實上，只要不追求不當利益或不得體，任何關乎科學方法的學問都是可敬的。

如果受這類劣行玷汙，那這類低劣知識便會在厚顏無恥下益發猖獗。年輕人跟著淪落為信眾，成年後一見後輩也成為信徒，便羞愧地無地自容，年老時則忿恨地立法將他們逐出城市。

這幫江湖郎中四處流竄在各城市之間，贏得眾人跟隨，並以廉價低俗的把戲誆騙民眾。你也可以從穿著打扮認出他們來，雖然他們衣著貴氣，但一見到他們，就應滿懷厭惡地敬而遠之。

我們要將學問引進醫學，將醫學引進學問。愛好學問的醫師好比神人。在學問與行醫之間沒有跨不過的鴻溝；事實上，醫學擁有構成學問的所有特質：公正無私、不居功、謙虛、慎言、明理、判斷精準、沉靜、不避戰、專心一志、言簡意賅、明白什麼是讓生命更加美好的要件、潔身自好、不迷信、追求高尚。

習醫之人反對放縱、粗俗、貪婪、肉慾、掠奪、無恥，明白自己的收入應是多少，懂得禮尚往來，知道如何面對孩童和金錢。這樣看來，學問對行醫而言是夥伴，因為醫師兼擅兩者，擁有大部分的品格。

體統 5

λόγου ἅτε προσεταίρων· ὡς μέλη ἡρμοσμένων· ἐν ταύτῃ καταπαύσω· ἀξιῶ
τε προσξένοις ἡμετέροις καὶ τοῖς ἡμῶν συμμούλοις εἰθισμένοις εἶναι. Καὶ θεὸν
καὶ προσώπων ἕνεκα· καὶ χαρίτων· ἃ ἀνθρώποις παρ' ἀνθρώπων γίνονται· ἔχθρας
μὲν τὰς ἀλλήλων ἡμᾶς· εἰς δὲ φιλίαν προτρέπεσθαι· εἰ γὰρ μὲν τὸ
μετρᾳ πόλει τούτων ... ταζόμεθα· οἰκοῖς δ' ὅπου εἴδοντες· ὧν ἡμ-
ρομένων ἀκυρήσομεν :-

Ἐκ τοῦ κατὰ τὸν Ἱπποκράτην ὅρκου
καθ' ὅσον οἷόν τε Χριστιανὸν ὀμόσαι:-
Εὐλογητὸς ὁ θεὸς καὶ πατὴρ τοῦ κυρίου ἡμῶν
Ἰησοῦ Χριστοῦ· ὁ ὢν εὐλογητὸς εἰς τοὺς αἰ-
ῶνας ὅτι οὐ ψεύδομαι· ὁμολο-
γῶ τὴν τῆς ἰατρικῆς τέχνης μά-
θησιν· οὐ δώσω τινὶ οὐδὲ
φάρμακον θανάσιμον· οὐδὲ ὑ-
φηγήσομαι ξυμβουλίην τοιήνδε·
ὁμοίως δὲ οὐδὲ γυναιξὶ δώσω
φθόριον· ἄνωθεν τε ἢ κάτωθεν· ἀλλὰ διδάξω τὴν τέχνην ταύτην ἢν χρή-
ζωσι μανθάνειν· ἄνευ φθόνου τε καὶ ξυγγραφῆς· καὶ διαιτήμασι· ἐπ' ὠ-
φελείῃ καμνόντων κατὰ δύναμιν καὶ κρίσιν ἐμήν· Καὶ ἁγνῶς καὶ ὁσίως
διατηρήσω τε χεῖρ' ἐμήν· ἐς οἰκίας ὁκόσας ἂν εἰσίω· ἢ εἰσελεύσομαι ἐπ' ὠ-
φελείῃ καμνόντων· ἐκτὸς ἐὼν πάσης ἀδικίης· ἑκουσίοις τε καὶ ἀκου-
σίης· φθορίης τε· καὶ τῆς ἄλ-
λης λοιμώδεος· Καὶ ἀφρο-
δισίων ἔργων· ἐλευθέρων
τε· καὶ δούλων· ἀνδρί-
ων τε καὶ γυναικείων σωμάτων·
ὅσα δ' ἂν ἐν θεραπείῃ ἴδω· ἢ
ἀκούσω· ἢ ἄνευ θεραπείης σὺν
κατὰ βίον ἀνθρώπων· ἃ μὴ χρὴ ἐκ-
λαλεῖσθαι· σιγήσομαι· ἄρρητα
ἡγεύμενος εἶναι τὰ τοιαῦτα· ὅρκον μὲν
οὖν μοι· τόνδε ἐπιτελέα ποιέοντι
καὶ μὴ ξυγχέοντι· ὁ θεός μοι γένοιτο β-
οηθὸς καὶ βίου καὶ τέχνης· δοξαζο-
μένῳ· παρὰ πᾶσιν ἀνθρώποις
ἐς τὸν αἰεὶ χρόνον· εὐορκοῦντι
μὲν μοι· ἀλλ' ἐπιορκοῦν-
τι δὲ· τἀναν-
τία τούτου
τέ
λος

# PART 3

# 養成

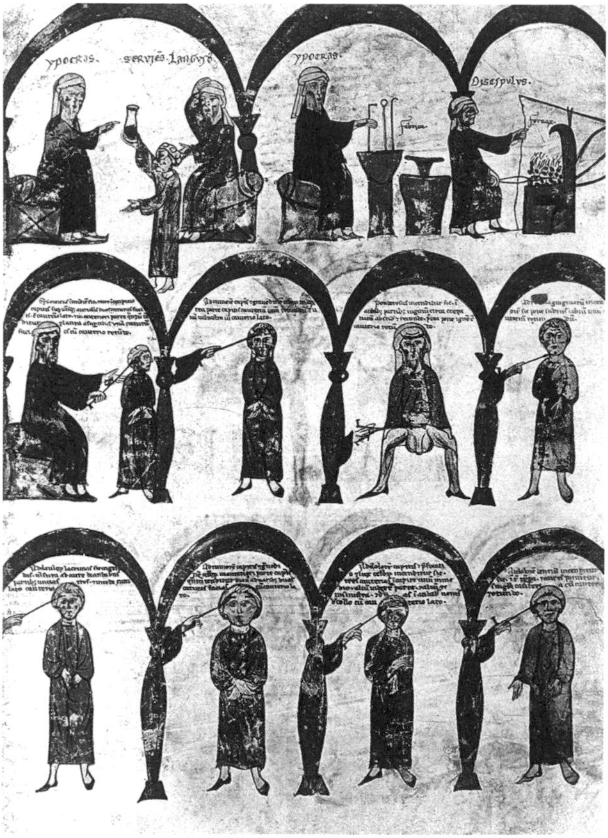

希波克拉底檢查尿液。插圖出自羅蘭多·德·卡佩魯蒂（Rolando dè Capelluti）的《外科實踐》。

不敬之人要到接觸科學的奧妙後，
才能學到真正的知識。

只有神聖之人才能領悟神聖之事。不敬之人要到接觸科學的奧妙後，才能學到真正的知識。

法則5

醫學就如智慧，
要如何活用是教不來的。

真心想習醫的人，必須有天賦、師傳、適當的學習場所、早年教育、勤學，還要有時間。

第一項天賦是必要條件，因為如果天賦不在這裡，那學了也是枉然。但如果一個人的天賦指出他走這條路最適合時，那就應展開醫學的授業。

這種教導必須從小開始，讓他在適合教學的地方培養這門學識。此外，他也要長時間勤學，讓讀書成為第二天性，日後或許能有豐富的收穫。

法則2

在所有特質中，最主要的仍是天賦。

事實上，只要有天賦，那投入醫學時自然會培養出應有的特質。因為醫學就如智慧，要如何活用是教不來的。

在任何教學發生之前，天賦就已經像洪水般破堤而出了，智慧則是後來才水到渠成的。

事實上，智慧與天賦皆不足的人，往往無法將兩者結合為實際的成就。

因此，每當他們要檢視用語言闡述的事情之時，也沒有天賦來協助他們認清真相。

這些人儘管也走過其他人所走的路，然而一旦脫掉醫師外袍（註：沒有醫師身分遮掩其不足），他們身上就僅剩差勁與恥辱。

體統 4

習醫好比栽培作物。天賦是土壤，老師的教學是種籽，從小學習就好比將種籽趁早種進翻好的土裡，教室就像來自四周空氣的養分，滋養著種籽。勤學則是對土壤的耕耘，在時間的淬礪積累下，努力終有收成的一天。

法則3

λόγου· ἀπὸ τῶν προσετέρων· Ὧι μέλει ἡρμοσμένῳ· ἐν ταύτῃ καταστάσει ἀξίως
ἐπὶ προσξένοις ἡμετέροις καὶ τοῖς ἡμῶν σημαινομένοις εἰθισμένοις εἶναι. Καὶ θεῶν
καὶ ἡρώων ἕνεκα καὶ χαρίτων ἀνθρώποις παρ᾽ ἀνθρώπων γίνονται· ἐχθρὰς
λέγειν τὰς ἀλλήλων ἡμᾶς· εἰς δὲ φίλα προτρέπεσθαι· εἰ γὰρ μὲν τῇ
ἡμετέρᾳ πόλει τούτων βούλει τάξομεθα· οἱ κοινῇ ποιοῦντες τοῦ εἴδοντες· ὧν ἡμε-
ρομεν ἀκυρήσομεν :–

Ἐκ τοῦ κατὰ τὸν Ἱπποκράτην ὅρκου
καθ᾽ ὅσον οἷόν τε Χριστιανὸν ὀμόσαι·
Εὐλογητὸς ὁ θεὸς καὶ πατὴρ τοῦ κυρίου ἡμῶν
Ἰησοῦ Χριστοῦ· ὁ ὢν εὐλογητὸς εἰς τοὺς αἰ-
ῶνας· ὅτι οὐ ψεύδομαι· οὐ μολύ-
νω τὴν τῆς ἰατρικῆς τέχνης μά-
θησιν· οὐδὲ δώσω τινὶ οὔτε
φάρμακον θανάσιμον· οὐδὲ ὑ-
φηγήσομαι ξυμβουλίην τοιήνδε·
ὁμοίως δὲ οὐδὲ γυναιξὶ δώσω
φθόριον· ἄνωθεν τε ἢ κάτωθεν· ἀλλ᾽ ἁγνῶς διδάξω τὴν τέχνην ταύτην ἣν χρή
χρῄζουσιν μανθάνειν· ἄνευ φθόνου τε καὶ ξυγγραφῆς. καὶ διαιτήμασιν ἐπ᾽ ὠ-
φελείῃς καμνόντων κατὰ δύναμιν καὶ κρίσιν ἐμήν· Καὶ ἁγνῶς καὶ ὁσίως
διατηρήσω τέχνην ἐμήν· ἐς οἰκίας ὁκόσας ἂν εἰσίω· εἰσελεύσομαι ἐπ᾽ ὠ-
φελείῃ καμνόντων· ἐκτὸς ἐὼν πάσης ἀδικίης· ἑκουσίοις τε καὶ ἀκου-
σίης· φθορίης τε· καὶ τῆς ἄλ-
λης λοιμώδεος· Καὶ ἀφρο-
δισίων ἔργων· ἐλευθέρων
τε· καὶ δούλων· ἀνδρῶν
τε καὶ γυναικῶν· ὅσα μὴ.
ὅσα δ᾽ ἂν ἐν θεραπείῃ ἢ ἴδω ἢ
ἀκούσω· ἢ ἄνευ θεραπείης ἐγ
κατὰ βίον ἀνθρώπων· ἃ μὴ χρὴ ἐξα-
λαλεῖσθαι· σιγήσομαι· ἄρρητα
ἡγεύμενος εἶναι τὰ τοιαῦτα· ὅρκον μὲν
οὖν μοι· τόνδε ἐπιτελέα ποιέοντι
καὶ μὴ ξυγχέοντι· ὡς ὁ θεός μοι γένοιτο
βοηθὸς καὶ βίου καὶ τέχνης· δοξαζο-
μένῳ· παρὰ πᾶσιν ἀνθρώποις
ἐς τὸν αἰεὶ χρόνον εὐορκοῦντι
μέν μοι· ἀλλ᾽ ἐπιορκοῦν-
τι δὲ τἀναν-
τία τού-
του
τέλος

# PART 4

# 滋養

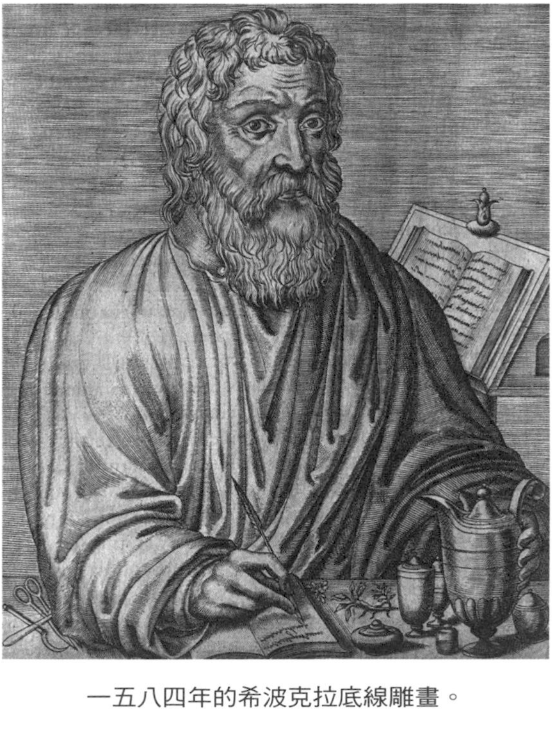

一五八四年的希波克拉底線雕畫。

萬流歸一，殊途同歸，
一切相輔相成。

滋　養

萬物同源同歸，始與終同一。

營養9

萬流歸一，殊途同歸，一切相輔相成；細節統合為整體，每處細節又分為數個局部，牽一髮而動全身。

營養23

一切事物，包括人的靈魂與肉體，都遵循著一定的秩序。

養生1：6

一種本性，萬種表現。

滋　養

從粗枝大葉走向細微末稍；從細微末稍走向粗枝大葉。

一種本性，萬種表現。

營養24

營養從體內流向頭髮、指甲，直至皮膚最表面；營養也從皮膚的最表面，滋養到身體最深處。

營養22

從食物中吸收的養分，進入體內後便會不同，但本質是一樣的。

營養47

有生命之物從養分獲得活力，
有生命之物的各部分也從養分獲得活力。

滋養

營養是富於養分之物；營養是適合滋養之物；營養是能滋養人體之物。

營養 8

不夠滋養的，就不是養分。可以滋養的，就是養分。前者有營養之名，而無營養之實；後者無營養之名，卻有營養之實。

營養21

無生命之物從養分獲得活力，有生命之物從養分獲得活力，有生命之物的各部分也從養分獲得活力。

大自然的一切富於養分。

滋養

大自然的一切富於養分，足以供養萬物。

營養15

一般而言，人與動物的身體接受的營養分三種：

固體食物、水、風。

風到了體內稱為呼吸，呼出體外就是空氣。

風是其中最有力的營養，值得好好檢視。

微風是流動與氣流。

當大量空氣強力流動，那股強風會將大樹連根拔起，吹起浪濤傾覆大船。

這說明了風的力道能有多大，雖然眼睛看不見，但理智感覺得到其威力。

哪件事的發生不需要風？哪裡不存在著風？風不是無所不在嗎？

天地之間無處不充滿著風。

風是冬夏之源，到冬天變得勁瑟寒冷，到夏天變得溫和平靜。

不僅如此，日月星辰的運行也是因為風，風也是火的食糧，沒有空氣，就生不起火。

薄空氣層使太陽的生命永恆不滅。海洋顯然也是如此，海水帶著風，如果海水無風，海中生物就無法游動存活。而牠們體內要有風，除了吸進了水中的空氣還有別的辦法嗎？

事實上，大地也是空氣的基地，空氣是大地的媒介，沒有哪樣事物是不帶空氣的。

呼吸3

λόγου ἅτε προσεῖπον· ὡς μελῳδίᾳ ἡρμοσμένος ἣν ταῦτα καταπαύσω· ἄξιος
ἐς προσξένοις ἡμετέροις καὶ τοῖς ἡμῶν συμμούλοις εἰθισμένοις εἶναι. Καὶ θεῶν
καὶ προσώπων ἕνεκα· καὶ χαρίτων· αἳ ἀνθρώποις παρ' ἀνθρώπων γίνονται· ἐχθρὰς
λέγειν τὰς ἀλλήλων ἡμᾶς· εἰς δὲ φιλίαν προτρέπεσθαι· εἰ γὰρ μὲν τὸ
...ερα πόλει τοῦτον θύσωμεν τὰ ζώμεθα· οἰκοῖς δῶ ποιοῦντες· ὃν ἡμ-
ρομεν ἀκυρήσομεν :-

Ἐκ τοῦ κατὰ τὸν Ἱπποκράτην ὅρκου
καθ' ὅσον οἷόν τε χριστιανὸν ὀμόσαι·
Εὐλογητὸς ὁ θεὸς καὶ πατὴρ τοῦ κυρίου ἡμῶν
Ἰησοῦ Χριστοῦ· ὁ ὢν εὐλογητὸς εἰς τοὺς αἰ-
ῶνας· ὅτι οὐ ψεύδομαι· ὁμολο-
γῶ τὴν τῆς ἰατρικῆς τέχνης μά-
θησιν· οὐ δώσω τινὶ αἰτηθεὶς
φάρμακον θανάσιμον· οὐδὲ ὑ-
φηγήσομαι ξυμβουλίην τοιήνδε·
ὁμοίως δὲ οὐδὲ γυναιξὶ δώσω
φθόριον· ἄνωθεν τε ἢ κάτωθεν· ἀλλὰ διδάξω τὴν τέχνην ταύτην ἢν χρῄ-
ζοιεν μανθάνειν· ἄνευ φθόνου τε καὶ ξυγγραφῆς· καὶ διαιτήμασιν ὠ-
φελείῃ καμνόντων κατὰ δύναμιν καὶ κρίσιν ἐμήν· καὶ ἁγνῶς καὶ ὁσίως
διατηρήσω τέχνην ἐμήν· ἐς οἰκίας ὁκόσας ἂν ἐσίω· ἐσελεύσομαι ἐπ' ὠ-
φελείῃ καμνόντων· ἐκτὸς ἐὼν πάσης ἀδικίης· ἑκουσίοις τε καὶ ἀκου-
σίης· φθορίης τε· καὶ τῆς ἄλ-
λης λοιμώδεος· καὶ ἀφρο-
δισίων ἔργων· ἐλευθέρων
τε· καὶ δούλων· ἃ ὡς ἂν ἢ ἴ-
δω τε καὶ γυναικείων σωμάτων·
ὅσα δ' ἂν ἐν θεραπείῃ ἴδω ἢ
ἀκούσω· ἢ ἄνευ θεραπευτικῆς ἐγ-
κατ' αἰῶνα ἀνθρώπων· ἃ μὴ χρή ποτε ἐκ-
λαλεῖσθαι· σιγήσομαι· ἄρρητα
ἡγούμενος εἶναι τὰ τοιαῦτα· ὅρκον μὲν
οὖν μοι τόνδε ἐπιτελέα ποιέοντι
καὶ μὴ ξυγχέοντι· ὡς ηθοῖς μοι γένοιτο
θεοῦ καὶ υἱοῦ καὶ τέχνης· δοξαζο-
μένῳ· παρὰ πᾶσιν ἀνθρώποις
ἐς τὸν αἰεὶ χρόνον εὐορκοῦντι
μὲν μοι· ἀεὶ ἐπιορκοῦν-
τι δὲ· τἀναν-
τία τού-
τε
τέλος

# Part 5

# 失衡

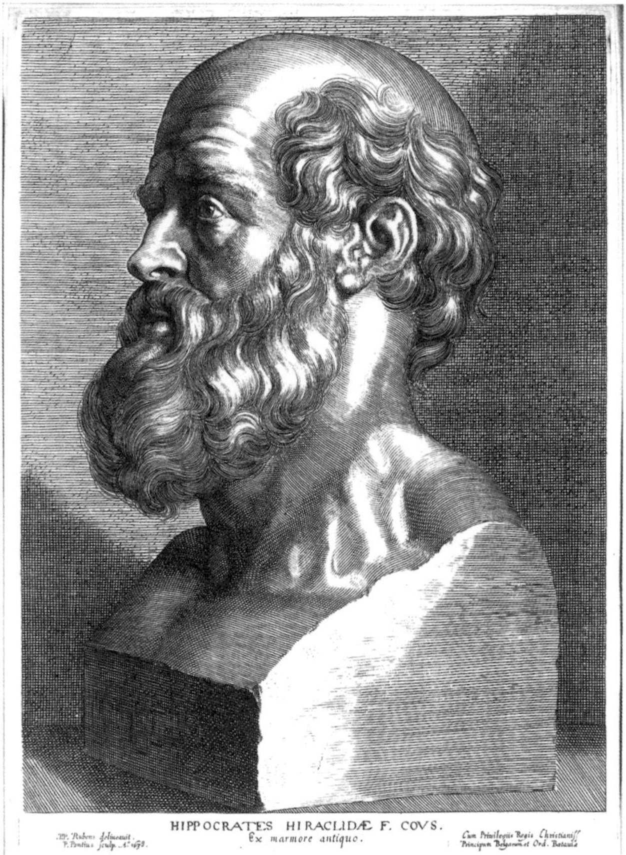


希波克拉底半身像。為保羅・龐蒂烏斯（Paul Pontius）仿彼德・魯本斯（Peter Paul Rubens）的《古典大理石雕塑》所繪。

不是所有物種都對同一種東西適應良好或不良，
某些東西對某些物種較好，
其他東西則對其他物種較好，
有害的東西亦然。

不用教的本能即為天性。

營養39

奶對有些人來說是天然養分，對其他人來說則不是。酒對有些人來說是養分，對其他人來說也不是。肉和其他多種營養也都是同樣的道理，因風土人情而異。

營養
33

有些人一天應吃一餐，有些人應吃兩餐；有些人食量較大，有些人食量較小。病患應少量多餐，還要依季節、風土、習俗、年齡調整。

箴言1：17

有些人體質好，有些人體質不好，對夏季的反應不一，冬季亦然。

箴言3：2

發燒分成兩種，一種是因為染病而發燒，稱為傳染病；另一種是時有時無地發燒，侵襲著生活習慣不好的人。然而，這兩種發燒都是空氣引致。

染病發燒之所以會傳染，是因為人人都呼吸著同樣的風；一道相同的風以相同的方式混入所有人體內，所以發燒的情況也相同。

但是，也許有些人會說：「那麼為什麼這類疾病不侵襲其他動物，只侵襲人類？」

我的回答是，因為每個身體各不相同，每道空氣各不相同，每種天性各不相同，每種營養也各不相同。不是所有物種都對同一種東西適應良好或不良，某些東西對某些物種比較好，其他東西則對其他物種比較好，有害的東西亦然。

因此，只要空氣中含有對人類有害的汙染物，人就會生病，其他動物對這種空氣適應不良時，也會因此生病。

呼吸6

動物的一舉一動都要空氣。從這點來看，便不得不說各種疾病都有空氣的起源。

呼吸5

季節變化多半會引發疾病：

同一季節中的大冷大熱也會致病。

凡有心追求正規醫學知識者，都必須有以下認識：

首先，要考慮季節所帶來的影響，因為四季之間不僅天差地別，各季節的每年變化也各有千秋。

其次，要留意熱風與冷風的影響，尤其是普遍影響各地的風，但特定地區的風也要注意。他還必須考慮各種水的特性，因為不同的水，味道與輕重也各不相同，各種水的性質南轅北轍。

因此，來到一座不熟悉的城鎮時，應檢視當地的風向、太陽從哪裡起落。因為北、南、東、西方各有其特殊性質，不同方向會帶來不同影響。他必須謹慎考量上述方面，並了解當地人的日常用水是沼澤的軟水、源自岩巖的硬水，還是鹹澀不易入口的水。土壤也一樣，要觀察當地是貧瘠缺水還是林多水豐，是荒蕪燠熱還是地高寒冷。

此外，還要了解居民的生活型態及人情習性，看他們是嗜杯中物、中午開伙、個性閒散，還是好動、勤奮、吃得多但飲酒有度。

## 風土人情1

醫師必須根據上述認識來檢視眼前的問題。如果他能透徹了解這些事，至少掌握一大部分，那就不會在來到陌生城鎮時，對當地特有的疾病或普通疾病在當地的特性一無所知，也就不會茫然不知從何下手或失手犯錯了。

隨著時間與年歲過去，他自然會明白，在夏冬侵襲那座城市的是什麼流行病，還有改變個人生活型態可能會招致哪些疾病——明白季節變化與星辰起落，以及每種現象出現的條件，他就能事先知道來年的情況。

透過這些考量及對時節的事先認識，他就能充分掌握每個特定病例，成功保住病患健康，並取得醫術上的莫大勝利。

如果他能將一切連上氣象並多加思考，他當可發現，天文學對醫學的貢獻並不小——事實上是大有貢獻。因為隨著四季更迭，人的疾病也會改變，一如其消化器官。

風土人情2

季節變化多半會引發疾病：同理，同一季節中的大冷大熱也會致病。

箴言3：1

人在健康狀況下會達到某種自然的運作狀態，
不是外力促成的，
而是透過呼吸、體溫、體液的催熟，
在全方位的調養及一切條件配合下，
所產生的完美調和狀態。

人在健康狀況下會達到某種自然的運作狀態，不是外力促成的，而是透過呼吸、體溫、體液的催熟，在全方位的調養及一切條件配合下，所產生的完美調和狀態——除非存在著先天或早期的缺陷。

因此，如果病患日益憔悴，請試著將其新陳代謝調和到這種基本常態。因為即使憔悴的情況由來已久，也是不自然的。

規誡9

營養48

血管搏動與肺部呼吸的情形依年齡而異，兩者協調與否，是疾病與健康的徵兆，有時健康的徵兆多於疾病的徵兆，有時則反。呼吸本身也是養分。

人生在黃金期時，一切都是美好的，走下坡時卻事事相反。說話吞吞吐吐不連貫，可能是要表達久藏心裡但從未表達的話，或是從未想過但才剛想到的事，不過也可能是生病或聽力不佳所致。這種不見任何所謂「明顯病徵」的情形，經常發生在埋首鑽研自身喜好的人身上。病情如果不嚴重，年輕的力量有時會大到能壓住它。不過病情如果起起伏伏，就會成為一場長期抗戰。病情發作變得危急時，反而代表擺脫疾病的時機到來。除非病灶已入侵了身體的主要部分，不然小病應能就此痊癒。

就如感同身受的悲傷會帶來憂煩，有些人會因為同情他人而生病。大聲說話令人傷神。過勞者需要旁人稍微勸阻。多到有樹林的地方走走，有益身心。

不同的疾病與年齡，
對不同季節、地區、調養的適應程度也不一。

失　衡

成長中的人體內最需要熱量，因此要攝取最多食物，如果被剝奪食物，身體會日益消瘦。老人體內不那麼需要熱量，因此只需要少量燃料，太多燃料反而會讓火悶熄。因此，老人不會出現年輕人那種急性發燒的情形，因為其體質偏冷。

箴言1：14

不同的疾病與年齡，對不同季節、地區、調養的適應程度也不一。

箴言3：3

習慣勞動的人儘管變得年老孱弱，仍比身強體壯但不常勞動的年輕人更耐操勞。

箴言2：49

年輕時魁梧看似英姿勃發，不會惹人不快；但老年人塊頭大則不易挪動，較塊頭小的人更麻煩。

箴言2：54

日久已成習慣的工作，儘管較不熟悉的事更需要勞力，但通常較不會造成痛苦。儘管如此，有時仍須改做較不熟悉的工作。

箴言2：50

所有過度與放縱，
皆有害身體的自然狀態。

失衡

暴食、禁食或任何不自然的飲食習慣，都是不好的。

箴言2：4

過度與突然地通便、大吃大喝、過冷過熱，或以任何其他方式干擾身體，都是危險的；事實上，所有過度與放縱，皆有害身體的自然狀態。

「慢慢來」才是安全之道，尤其是要換一種做法的時候。

箴言2：51

無論睡不睡得著，只要超乎正常尺度，就不是好徵兆。

箴言2：3

每當挪動身體，使疼痛發作時，應馬上休息，緩解痛楚。

箴言2：48

一個人不適當的斷食後所受到的痛苦，並不會比進食過多時輕。

古代醫學10

在睡夢中，
所有身心功能都受靈魂掌控。

透徹了解各種睡眠徵象的人，會發現這些徵象影響著一切。

人清醒時，靈魂必須為身體服務，不能自行做主，而要將注意力分散到林林總總的事上，每件事都指派一部分身體機能去處理——聽、看、觸摸、行走、用全身行動——心智一刻也無法獨立。

然而，人休息時，靈魂就會起來活動，打理自己的家務，自行接管各種身體行動。

身體睡著的時候是沒有知覺的，但靈魂醒著的時候，卻對所有的事情都有知覺——能看見可看見的東西，聽見可聽見的東西，可行走觸摸，感受痛苦，也會沉思。

簡言之，在睡夢中，所有身心功能都受靈魂掌控。因此，知道如何正確詮釋這些活動的人，便是這方面的大學者。

夢 1

有些人善於詮釋預告著城市與個人吉凶禍福的預知夢，有些人則懂得解析靈魂預告的所有不正常的生理過剩與衰竭症狀，或是不尋常的生理變化。

有時他們詮釋得很成功，有時則否，但無論如何，他們都不清楚真正的原因所在。

他們會建議早做預防來防範傷害，卻沒有指示要怎麼做，僅建議人們求神拜佛。祈求上天確實很好，但同時患者也應向他人求助。

事實是，如果夜裡做的夢重複著白天的行動或思維，自然得像正常情況下的常態言行——那是好事。這代表這個人很健康，因為他的靈魂遵循著白天的目標，不受任何過剩或衰竭或任何外在攻擊影響。

但如果夢裡一反白天的行動，出現某種掙扎或勝局，那就顯示身體受到干擾：劇烈掙扎意味著有強烈的危害；稍微掙扎則代表著不那麼強烈的危害。

至於這類舉動要不要制止，我沒有意見，但建議要去就醫。

靈魂受干擾，是某種過剩促使分泌增加的結果。

如果夢與現實相距甚大，建議最好催吐，之後五天逐漸增加清淡的飲食，清晨去長途快走，最好有上下坡，然後逐漸拉長快走時間，並隨著食量增加訓練自己多運動。

如果夢與現實相距不大，那可以不須催吐，只要將飲食減少三分之一，之後五天再逐日增加。要持續快走、練習開嗓，毛病自然就會消失。

夢 3

能在夢裡清楚看見日月星辰等天體井然有序地運作，是好事一件，因為這類徵象表示身體健康，但要長久維持，就要好好遵守當下採用的養生習慣。

但如果夢與現實之間形成對比，就顯示身體有恙，差距大表示病得不輕，差距小表示小有病痛。

身體的外部對應著星辰，中層對應著太陽，內部腔室對應著月亮。

夢中的任何一種天體變形、消失或運轉中止時，如果是因為雲霧，那負面影響相對偏小；但如果是因為雨雹，那負面影響就大了。

無論如何，這顯示身體的外部循環出現了潮濕、黏液般的分泌物。這時病患最好穿著禦寒衣物長跑，並逐漸增加里數，直到跑步時能和緩呼吸為止，運動後還要長途散步。不要吃午餐。每餐減少三分之一量，之後五天再逐漸恢復正常。

如果問題似乎更棘手，請進行蒸氣浴，因為毛病是出在外部循環，較適合透過皮膚來淨化。要多吃苦、乾、澀、不調味的食物；運動最能使黏液變乾。

但如果夢中是月亮出現上述情形，那最好朝內刺激，食用苦、鹹、偏軟的食物之後催吐。還要繞小圈跑、多走路、多練習開嗓、不吃午餐，同樣也要減少再逐漸增加飯量。要朝內刺激，是因為傷害是位在體腔部分。

如果是太陽顯現出上述現象，那事情就嚴重了，要治癒難上加難。必須同時向內外刺激，要在雙軌與環型跑道上跑步，還要快走並做其他運動，同樣要減少再於其後五天逐漸增加飲食。

如果夢中的天空晴朗，但天體崩落，或天空看似脆弱，天乾物燥，那就顯示有落入疾病的危險。這時必須減少飲食，採用最濕的方法調養身體，多沐浴、休息及睡眠，直到身體復元。

如果夢中那種負面影響來得猛烈又令身體發熱，那顯示膽汁分泌偏多。如果這股力量贏了，那就表示有疾病；如果這股力量被打倒終至消失，則此疾病有奪命之虞；但如果這股力量似乎逃開了，在星辰的追逐下迅速消失，那病患如果不接受治療，就有出現譫妄的危險。在上述情況當中，病患最好先以嚏根草❷淨身後再調養身體。接著最好採用水性養生法，不要沾酒，除非是白酒、酒精少且經過稀釋。必須遠離任何熱性、苦、嗆、乾、鹹的食物。要穿著禦寒衣物在大自然中大量運動與長跑。不要按摩，不要摔角❸，尤其不要在沙地上摔角。在軟床上充分睡眠；多休息，除非你是剛運動完；晚飯後要出門走走。做蒸氣浴後喝催吐劑。前三十天不應完全吃飽，三十天後完全恢復食量時，每個月應三次，在攝取偏甜、水性、清淡的飲食後催吐。

夢裡的天體朝四面八方游移的時候，顯示靈魂因焦慮而困擾。這時候，最好多休息。可能的話，應讓靈魂多想想開心的事，如果做不到，那就多想想看見什麼會讓你最快樂，這樣持續兩、三天之後，應就會復元，否則便有病倒的風險。

某個天體似乎逸出軌道時，如果它純淨明亮，且是朝東去，即是健康的象徵。因為從西到東的自然運行路線會使體內分泌純淨的物質，是正確妥當的。事實上，進入腹部的分泌物及進入肌肉組織的物質，都來自這段運行路線。

然而，當天體似乎黯淡無光且向西行，或落入海中，或沒入大地，或向上走，那就表示出現了疾病。

天體向上運行表示頭腦不正常出血，落入海中表示腸胃有疾，沒入大地通常最可能是生有肌瘤。有這類情形時，最好是減少三分之一的飯量，並進行催吐，之後五天慢慢恢復食量，接下來五天採用正常飲食，同時催吐的次數也要逐次增加。

當天體似乎落入你的體內，如果它純淨潮濕，那就是健康的——因為從太空落入人體內的東西是純粹的。當它進入人體的時候，靈魂也會看見其真正的本質。但如果降落的天體晦暗不明，摻有雜質，那就表示疾病不是因為過剩或衰竭造成，而是有外來因素。這時最好在環型跑道上快跑，盡量讓身體稍微出水，並盡量迅速換氣，使身體排出異物。跑步後要快走，並連續四天吃偏軟、清淡的食物。

無論從純粹的上帝接收到什麼純淨的物質，都是有益健康的，因為這代表進入體內的物質很乾淨。但只要看起來並不純淨，那對健就康不好，代表進入身體的是致病物質。這時的療法應和前述一樣。

假如夢到清澈的天空下著微雨，不是滂沱大雨，也不是狂風暴雨，那就是好兆頭，顯示你呼吸的空氣成分平衡而純淨。如果反之，下的是大雨、豪雨、暴風雨，雨水還帶有惡臭，那就表示你吸進了致病的外來空氣。這時你除了以上述方法調養身體，還要嚴格限制飲食。

知道各種天體代表的含意後，就要採取必要的防範措施，改變養生習慣及祈求上帝的方式；若是好徵兆，則向日神、天神宙斯、護家女神雅典娜、信使赫米斯、阿波羅祈求；若是壞徵兆，則向解災逐厄之神、大地、眾神話英雄祈求避凶。

夢4

❷ 噓根草具毒性，但少量使用能作藥用。
❸ 古希臘人非常崇尚摔角運動，也是當時對青少年的重要鍛鍊。

以下也是預告健康的徵象：在夢中清楚看見、聽見萬物在大地上的動靜；走路與跑步皆腳步穩健，迅速無畏，能清楚看見地平線和平整的地面，看著綠意盎然、精心栽有果實的樹木，看著潺潺流過、清澈純淨的河水，河水不可太高或太低，泉水與井水亦然。上述情形均顯示做夢者很健康，身體的所有循環、飲食、分泌等都很正常適當。但如果看到任何相反的跡象，那就表示身體出了問題。

如果夢中的視力或聽力有損，那表示頭部的該區域有病徵。除了前述調養身體的方法外，做夢者還應拉長清晨與晚飯後的散步時間。

如果夢中是腿受傷，就應以催吐刺激，除了以前述方法調養外，還應多進行摔角運動。

夢見地面凹凸不平代表肌肉組織有問題，因此運動後的散步時間要拉長。

無果之樹代表精液腐敗。如果樹木開始落葉，那問題就是濕寒造成的；如果綠意盎然但沒有結果，那就是乾熱所致。前者要以乾暖的方法調養，後者則以濕涼的方法調養。

夢見河水不順或逆行表示血液循環不良，水位高表示血液過多，水位低表示血液不足。調養後者要增加血量，前者要減少血量。河水不乾淨表示有腸胃問題，散步及在環型跑道上跑步可去除這類不淨問題，加速呼吸激出雜質。

夢見泉水與蓄水池顯示有膀胱問題，應以利尿劑徹底排空。風多浪大代表腹部有疾，應以軟性輕瀉藥使其徹底排空。

健康時夢見地震或屋子晃動表示將有病痛，生病時夢見這類景象，則表示疾病即將康復。因此，如果做夢者仍健康，最好改變目前的養生習慣，要先服用催吐劑，再一點一滴地恢復營養，因為讓身體出問題的正是目前吸收的營養。如果做夢者正在生病，那最好維持目前的養生法，因為身體已經從生病的狀態慢慢復元。

夢見大水或海水淹沒大地也表示生病，因為體內積累許多濕氣。這時必須服用催吐劑，也要避開午飯，多運動，並吃乾性食物。一開始要吃很少，之後再緩慢增加食量。

夢見大地變黑或化為焦土也不是好現象，有大病一場甚至命在旦夕的危險，因為肌肉組織極度缺水。這時要放棄運動，並遠離乾性、苦、辣、利尿的食物。調養的食物應包含熟大麥水，清淡少量的食物、充分稀釋過的大量白酒，還要頻繁泡澡。泡澡時不應空腹，床舖則應柔軟，才能好好休息。要避免受寒及曝曬。要向大地之神、赫米斯與眾神話英雄祈禱。

如果夢中潛入湖中、海中或河裡，那也不是好徵兆，因為這顯示體內濕氣太重。這時最好採用乾性的方法調養並增加運動量。但如果病患發燒，這些夢就是好徵兆，顯示濕氣已經壓住了熱。

夢 5

夢見人身的一切都很正常，體格不會太大或太小，顯示一切健康。

如果穿著白衣和漂亮的鞋子，那是好徵兆。但如果穿戴的東西對手腳來說過大過小，那就不好。如果太小，那要注意調養身體，如果太大，則要改變目前的養生習慣。

夢見黑色物品表示病情加重，變得險惡，這時必須軟化身體，增加濕氣。

夢見新物品則表示出現變化。

夢見死者穿著整潔的白衣是好徵兆，從他們手中接過乾淨的東西，表示你身體健康，進入體內的東西也很健康。因為死者給的東西代表養分、成長與種籽，乾淨的東西進入體內則表示健康。

但如果反之，夢裡死者裸體或一身黑衣，或形象髒汙，或拿走東西，或從屋裡帶走物品，那就不太妙了——這顯示你疾病纏身，進入體內的東西是有害的。為了滌淨體內，這時你必須找環型跑道跑步，多走路，催吐後再逐漸增加偏軟清淡的食物。

夢 7

夢見身體變成嚇人的奇形怪狀，顯示你吃太多消化不良的食物、某種分泌物過多、黃膽汁過多，或是身染惡疾。

這時必須催吐，之後五天再逐漸增加食量，愈清淡愈好，不要太豐盛也不要太苦辣乾熱。除了晚飯後散步，還要盡量在大自然中運動。做夢者應洗熱水澡，多休息，避免曝曬與受寒。

在夢中吃喝平常享用的食物，顯示你需要營養及靈魂頹喪。如果肉類多，表示吸收了過多肉類，如果肉類少，表示吸收的肉類略偏多。飲食是好事，在夢中吃喝也是好徵兆。因此，這時減少飯量較好，因為你已經營養過剩。

夢中吃麵包夾起士與蜂蜜，也是同義。

夢中喝乾淨的水無妨，但喝其他水則是另一回事。

夢見熟悉的事物，表示靈魂有渴求。

夢中因恐懼而逃跑，顯示血液過於濃稠，這時候最好增加體內的涼氣與濕氣。夢見打架或被他人刺傷或壓制，表示體內出現了有違正常循環的分泌，最好催吐，同時減重，多走路，飲食要清淡，催吐後的四天逐日增加食量。夢見自己四處漫遊、攀登高山也是同樣的意思。

夢見渡河、武裝敵人和怪物，是疾病或瘋狂的象徵，最好少量食用清淡偏軟的食物和催吐，其後五天再逐日增加食量，除了晚飯後以外，要在大自然中進行大量運動；但要少洗熱水澡，不要太常休息，並避免曝曬與受寒。

遵守上述方法，相信人就能活得健康：事實上，這是我在上帝協助下所能發現的最佳養生法。

## 夢8

身為人類的他們要為生計汲汲營營，
所以才對這類疾病信口開河，
混淆視聽，
將每種病怪罪給一位特定的神明。

所謂的「神聖病」，依我之見，這類疾病並不比其他疾病來得神聖高尚，而是有其自然起因，之所以被認為有神聖起源，是因為人缺乏經驗，才對其特殊性質大驚小怪。

由於人不知如何理解這類疾病，持續相信它源自上天，因而採用淨化和施咒等簡單的方法治療。

但若只因為它奇妙而視之為神聖，那神聖病就不只一種，而是很多種了。

以下疾病的奇妙與驚人程度不相上下，卻沒有人認為它們很神聖：如每日熱、隔日熱、三日熱等，這些在我看來似乎同樣神聖如天賜，卻沒有人覺得它們奇妙。

我們也看過有人不知何故瘋瘋癲癲，語無倫次，舉止怪異；據我所知，他們很多人睡著後會呻吟尖叫，有些人會喘不過氣，有些人會突然一躍而起衝出家門，精神錯亂一陣子後才清醒，但清醒後卻又如往常般健康理性，只是變得蒼白虛弱；這種情形不是只發生一次，而是頻繁發生。

神聖病1

我的觀點是，最早說這類病症有神聖起源的人，大概就和我們這時代的法師、淨化師、江湖郎中、騙子差不多。

他們自稱十分虔誠，知識過人，但其實缺乏資訊，也不知哪種療法有幫助，於是躲在迷信背後，謊稱這類疾病源自上天，以免暴露自己全然無知。

他們天花亂墜，信誓旦旦，並確立某種療法來保住自己的地位：

施行淨化與咒術，禁止泡澡，也不准許病患食用他們認為不妥當的多種食物——紅鰹魚、黑尾魚、烏魚、鰻魚（這幾種最為有害）等海魚；羊肉、鹿肉、豬肉、狗肉（最容易造成消化不良）；公雞肉、鴿子肉、鴇肉（所有禽肉都太油膩不易消化）；蔬菜中的薄荷、韭蔥、洋蔥（味道辛辣，對病人有害無益）；不宜穿戴黑色（黑色象徵死亡）；不可躺在羊皮上或穿著羊皮，不可腳疊著腳、手疊著手（這類舉動皆不利病患痊癒）。

他們基於「疾病來自上天」的說法而施加這類規定，聲稱自己見多識廣，並且妄稱其他理由。因此，一旦病患確實恢復了健康，他們的功勞與聲名便會傳播開來；但如果病患死亡，他們也有充分的藉口，辯說不該歸罪給他們，要問就問老天——因為他們沒給病患吃喝什麼，也沒要病患泡澡，所以不能怪罪他們。

如果照這些人的說法，那麼住在內陸的利比亞人身體一定不好，因為他們都躺在羊皮上並吃羊肉，身下躺的、肩上披的、腳下穿的，無不是以羊皮製成；但事實上，他們只養羊與牛。

話說回來，如果食用這類食物會滋生疾病、使病情惡化，而遠離它們便會痊癒，那兩者就都與神無關了，因此淨化也沒什麼用處，因為傷害或治療病患的是食物，神力沒有發揮餘地。

因此我認為，想用這種方式治療上述疾病的人，並不真的相信它們有何神聖；因為如果能用淨化等方法去除病灶，那就沒有什麼能阻止人以類似的方式攻擊他人了。

由此看來，原因是出在人身上，而不是神。能以淨化與法術驅逐這類疾病的人，也能以同樣的方式激發它們，那就不是上天的作為了。他們宣稱自己比他人更懂這類知識與做法，用淨化與驅淨的方法來欺騙大眾，說法不外是神明與靈體的干擾，但依我之見，他們的話並未表現出自己聲稱的虔誠，反而是褻瀆，因為話中暗示著神不存在。

無論是經由儀式，還是某些法術或做法，如果這些神通廣大的能人知道如何遮日降月，興風作浪，撥雲見日，呼風喚雨，讓海洋淹沒地表，讓大地貧瘠荒蕪等等，那我相信他們並不虔誠，也不相信有神或任何神威存在，更不懼於犯下滔天大罪。他們在眾神眼裡一定是頭痛人物。

如果一個人可藉由法術與獻祭翻天覆地、移山倒海，那我相信在其中作怪的不是神力，而是人力，因為人力的智巧已凌駕、奴役了神力。但也許他們宣稱的不是真的，因為事實是，身為人類的他們要為生計汲汲營營，所以才對這類疾病信口開河，混淆視聽，將每種病怪罪給一位特定的神明。

如果病患發出羊叫或咆哮，或身子右側抽搐，他們會說要怪眾神之母。如果病患大聲尖叫，他們則比之為馬嘶，並怪到海神波賽頓（Poseidon）頭上。如果病患脫糞（疾病壓力下的常見情形），他們說是保護女神埃諾狄亞（Enodia）惹的禍。如果脫糞頻繁又像鳥糞一樣偏稀，他們就改口說和太陽神阿波羅有關。如果病患口吐白沫，手腳亂踢，那是戰神阿瑞斯（Ares）的問題。如果病患夜裡莫名驚懼、譫妄、從床上跳起來衝出門，他們會說是月陰女神黑卡蒂（Hecate）或神話英雄作祟。

在淨化和施咒時，他們也做了我認為非常褻瀆也大不敬的事：拿血水等東西來淨化受苦的病患，彷彿他們是犯了罪、殺了人、中了巫術或幹下了某些惡行。其實應該用相反的方式治療，帶他們到聖殿供奉祭品並祈禱，祈求上天開恩才對。他們卻不是這麼做，反而僅施以淨化：至於淨化的殘餘物，有的被埋進土裡，有的被扔進海裡，有的則被帶進深山裡，以免有人摸到或踏到。假如神明真是根源，他們理應帶病患到聖殿，交由那位神明來裁奪才對。

但我想人體應不會被神明玷汙，因為人體才是墮落至極的，神明是至高神聖的。就算人體被玷汙，或透過不同媒介受到傷害，神明也應是來淨化人體、洗清其罪孽的，而不是成為玷汙的來源。至少帶到聖殿後，來淨化人類，將我們最汙穢不敬的罪孽洗淨的是神明。我們標出聖殿的邊界與眾神的管轄範圍，僅容許純潔的人進入，因此，我們進入聖殿時朝身上灑聖水，不是為了玷汙自己，而是為了洗淨自己身上的任何汙點。這是我對淨化的看法。

依我之見，所謂的神聖病並不比其他疾病來得神聖，其本性無異於其他疾病，都是某個病因使個人生病的結果。

這類疾病也同樣有藥可醫，除非病情拖得太久，已藥石罔效。

它也和其他疾病一樣有遺傳根源。黏液質的人會生出黏液質的孩子，膽汁質的人會生出膽汁質的孩子，肺病患者會生出易染肺病的孩子，脾臟病人會生出有脾臟病的孩子。

只要父母之一有上述情形，孩子就難免受同樣的毛病所苦，因為精液健不健康與身體各部位的健康息息相關，身體各部位健康，精液就健康，身體各部位不健康，精液自然不健康。

所謂神聖病並不比其他疾病更神聖還有一個強力證據：它會影響黏液質的人，卻不侵襲膽汁質的人，如果它較其他疾病神聖，理當一視同仁地攻擊才對，不會在黏液質和膽汁質之間有所偏頗。

事實上，這類疾病就和一般的重症一樣，問題出在腦部。

人腦和所有動物的腦部一樣，分為左右兩側，中央隔著一片薄膜。因為如此，疼痛不會永遠只出現在腦部的同一部位，而是有時出現在一側，有時出現在另一側，偶爾會遍及整個頭部。

血管從身體各部位向上叢集，其中許多偏細，但有兩條特別粗大，一條來自肝臟，另一條來自脾臟。

來自肝臟的血管特性如下：其中一股向下往右延伸到腎臟與腰部，進入大腿內側後，朝下直到腳部，這部分稱為腔靜脈；另一股向上延伸，穿過右側橫隔膜與肺部後，分兩支進入心臟與右臂。其他部分則向上穿過鎖骨部位來到頸部右側，就在皮膚下，所以肉眼看得見。它消失在耳朵旁，並在此分岔，其中最粗大寬厚的那條終止於腦部，其他各條分別終止於右耳、右眼、鼻翼。以上便是來自肝臟的血管分布。從脾臟也有一條血管，朝左側的上下延伸，分布與肝臟相同，只是較纖弱。

各位必須知道，我們所有的快感、喜悅、笑聲、幽默，還有所有的悲傷、痛苦、憂煩、眼淚，全是來自腦部。特別是，我們要透過腦部思考、觀看、聆聽，也要以腦部分辨美醜、好壞、愉悅與否，有時以習俗為判準，有時則根據效能來判斷。

腦部讓我們癲狂或胡言亂語，不分日夜地憂慮恐懼，令我們夜不成眠、犯下不當錯誤、不明所以地焦慮、心不在焉、做出有違常情的意外之舉。我們深受折磨的這些事統統來自腦部，這時的腦部並不健康，而是不正常地發熱、發冷、太濕、太乾，或是患有其他不尋常、不自然的疾病。

潮濕令我們癲狂。腦部不正常地潮濕時，自然不免滑動，因此，視覺與聽覺也不會保持原狀，而是有時候看見或聽見一種樣子，有時候看見或聽見另一種樣子，舌頭則說出當下看見或聽見的事物。但腦部不滑動時，人是很清醒理智的。

因此，我的看法是，腦部是人體內最有力的器官，因為腦部健全時，能對我們詮釋空氣造成的現象，是空氣給它這種知覺的。眼耳舌手腳則是跟著腦部的認知行動。事實上，全身的感知與腦部及身體獲得的空氣比例有關。

腦部是意識的使者。

人吸氣時，空氣會先抵達腦部，再傳送至全身，不過精華會留在腦部，其中蘊含的所有智慧與知覺也會留在腦部。如果空氣先抵達身體再進入腦部，那肉體與血管就會先產生感知，來到腦部的空氣便會變熱，混合了來自血肉的體液而變得不純粹，也就失去了它完美的精華。

λόγου· ἀπ' ἐπὶ προσετήρων· Ὥς με λοιπὸν ἡρμοσμένως· ἐν ταύταις κατασπουδάσω· ἀξίως
ἐς προσξένοις ἡμετέροις καὶ τοῖς ἡμῶν συμβούλοις εἰθισμένοις εἶναι· Καὶ θεῶν
καιρῶν ἕνεκα· καὶ χαρίτων· αἱ ἀνθρώποις πρὸς ἀνθρώπων γίνονται· ἐχθρὰς
[illegible] ταῖς ἀλλήλων ἡμᾶς· εἰς δὲ φίλα προτρέπεσθαι· εἰ γὰρ μὴ ἐν τῇ
ἡμετέρᾳ πόλει τούτων ἐνθάδε ἀγαζόμεθα· οἰκοῦ δὲ πού εἰ ἔργον τες· ὁ νῦν ἡμ-
ρομεν ἀκυρήσομεν :-

Ἐκ τοῦ κατὰ τὸν Ἱπποκράτην ὅρκου·
καθόσον οἷόν τε χριστιανὸν ὀμόσαι·
Εὐλογητὸς ὁ θεὸς καὶ πατὴρ τοῦ κυρίου ἡμῶν
Ἰησοῦ Χριστοῦ· ὁ ὢν εὐλογητὸς εἰς τοὺς αἰ-
ῶνας· ὅτι οὐ ψεύδομαι· ὁμολο-
γῶ τὴν τῆς ἰατρικῆς τέχνης μά-
θησιν· οὐ δώσω τινὶ αἰτηθεὶς
φάρμακον θανάσιμον· οὐδ' ὑ-
φηγήσομαι ξυμβουλίην τοιήνδε·
ὁμοίως δὲ οὐδὲ γυναιξὶ δώσω
φθόριον· ἄνωθέν τε ἢ κάτωθεν· ἀλλ' ἁγνῶς διάξω τὴν τέχνην ταύτην ἢν χρῆσ
χρήζουσιν μανθάνειν· ἄνευ φθόρου τε καὶ ξυγγραφῆς· καὶ διαιτήμασιν ὠ-
φελείης καμνόντων κατὰ δύναμιν καὶ κρίσιν ἐμήν· Καὶ ἁγνῶς καὶ ὁσίως
διατηρήσω τὴν τέχνην ἐμήν· ἐς οἰκίας ὁκόσας ἂν εἰσίω· ἢ εἰσελάσομαι ὠ-
φελείῃ καμνόντων· ἐκτὸς ἐὼν πάσης ἀδικίης· ἑκουσίοιό τε καὶ ἀκου-
σίης· φθορίης τε· καὶ τῆς ἄλ-
λης λοιμώδους· Καὶ ἀφρο-
δισίων ἔργων· ἐλευθέρων
τε· καὶ δούλων· ἀνδρῶν ἀρρέ-
νων τε καὶ γυναικείων σωμάτων·
ὅσα δ' ἂν ἐν θεραπείῃ ἴδω ἢ
ἀκούσω· ἢ ἄνευ θεραπείης ἐν
κατὰ βίον ἀνθρώπων· ἃ μὴ χρὴ ἐξω-
λαλεῖσθαι· σιγήσομαι· ἄρρητα
ἡγεύμενος εἶναι τὰ τοιαῦτα· ὅρκον μὲν
οὖν μοι· τόνδε ἐπιτελέα ποιέοντι
καὶ μὴ ξυγχέοντι· ὡς βοηθός μοι γένοιτο
ὁ θεὸς καὶ βίου καὶ τέχνης· δοξαζο-
μένῳ· παρὰ πᾶσιν ἀνθρώποις
ἐς τὸν αἰεὶ χρόνον· εὐορκοῦντι
μέν μοι· τὰ δ' ἐπιορκοῦν-
τι δέ· τἀναν-
τία τού-
τέ
λος

# Part 6

# 求診

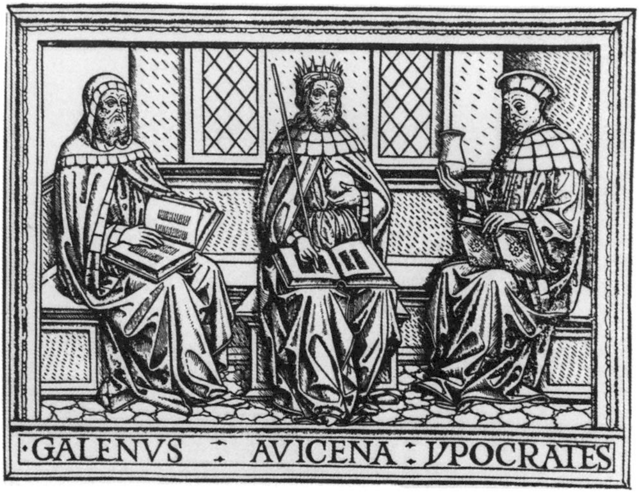


十六世紀拉丁文版《醫學法典》中之插圖，畫的是蓋倫、阿維森納和希波克拉底。

要健康就得請合格的正統醫師。

求　診

對醫學一知半解的人……反而會暴露自己對醫學的無知。

他們可能會突然出名，卻時時需要幸運女神眷顧。

如果有錢人的病情稍稍緩和，這些庸醫的報酬會加倍，聲名大噪，但如果病情復發，他們就會擺出倨傲姿態，全然不顧好醫師們——也就是他們口中的「醫學兄弟」——所最拿手、也最無懈可擊的醫療方法。

能手到病除的醫師，不會只因為權力慾就捨棄正規療法，以免讓人懷疑他居心叵測。

江湖郎中面臨病情惡化，卻寧可袖手也不請其他醫師來——

因為他們惡意地痛恨協助。

於是，病患就在雙重忽視的悲慘之海裡痛苦地浮沉，因為自始至終他都沒有接受過完整的醫療。

病情減緩能讓病患放心不少，因此如果病情沒有起色，病患就不希望總是用同一種方法治療，這剛好合乎庸醫搖擺不一的做法。

由於醫療費龐大，所以貪小便宜的病患反而崇尚無能，但真正碰到無能的醫師時卻也抱怨連連。

不過，就算有能力請好醫師，他們仍然會斤斤計較著費用——

他們內心希望身體好起來，能管理自己的家產或農場，但卻沒有想過一分錢一分貨。

## 規誡7

要健康就得請合格的正統醫師。

即使沒有請醫師來看，
仍可能從醫學中獲益，
不是為了得知其醫療方法正不正確，
而是病患意外地採用了
醫師實際會採用的療法來治療自己。

有些接受醫學治療的人會痊癒。但由於不是所有人都會痊癒，於是就有人責怪醫學，拿不敵病魔的例子來惡意誹謗醫學，斷言能逃過疾病魔掌的人是因為僥倖，不能歸功醫療。我無意否認這類運氣確實存在，儘管如此，我認為疾病若沒有善加治療，不幸通常會隨之而來；治療得宜，則能帶來好運。

再說一次，若病患能親身感受到是醫療的運用與服務使他們康復，又怎可能把自己的康復歸給其他原因？他們全心接受治療，便顯示他們不願僅寄望運氣，因此脫離對運氣的依賴後，他們也未脫離對醫療的依賴。他們全心信任醫學便是承認醫療的必要性，所以出現療效時，便能認可醫療的效力。

反對我的人會抗議說，過去，也有很多人生病後沒有請醫師，就自行痊癒了，我也同意確有此事。

不過，我仍然認為，即使沒有請醫師來看，仍可能從醫學中獲益，不是為了得知其醫療方法正不正確，而是病患意外地採用了醫師實際會採用的療法來治療自己。

如果連不相信醫學的人都能因此康復，那就充分證明了醫學不僅存在，而且還是強有力的存在，因為他雖然沒有請醫師來看，但心裡也一定知道，自己的康復是因為他做了或沒做什麼事；事實上，可能是他吃得太少或太多、喝得太少或太多、沐浴或不沐浴、過度運動或太常休息、睡眠太多或太少，或以上綜合所致。

他們也一定從過去的無效經驗得知了哪種方法對自己有益，就像過去受的傷會讓他們知道，要如何做才能避免受傷。